Médecin & Patient(s) !

Chroniques d'un médecin généraliste

Dr Bruno Ferrieu

Médecin & Patient(s) !

Chroniques d'un médecin généraliste

Illustrations
de Marguerite Ferrieu

MAREUIL ÉDITIONS

Achevé d'imprimer pour Mareuil Éditions en février 2023
par l'imprimerie Pulsio.

Dépôt légal : février 2023.

ISBN : 978-2-372-54290-6

Pour vous tenir informé des prochaines publications
de Mareuil Éditions, rendez-vous sur :
www.mareuil-editions.com

L'AUTEUR

Bruno Ferrieu est né en 1954, entre Mayenne et Ille-et-Vilaine.

Marié et père de cinq enfants, il devient médecin généraliste à Dinard. Rien ne le destinait à exercer dans la célèbre station balnéaire bretonne et pourtant, par les hasards de la vie, c'est bien là qu'il fera toute sa carrière.

Lors d'un premier remplacement, il tombe littéralement amoureux de « la perle de la côte d'Émeraude » et surtout de ses habitants, à qui il donne la parole ici à travers ces récits, tous véridiques.

L'ILLUSTRATRICE

Marguerite Ferrieu, fille de l'auteur, fut bercée toute son enfance par ces récits. Elle donne vie et profondeur aux narrations paternelles par ses illustrations tout aussi tendres que malicieuses.

SOMMAIRE

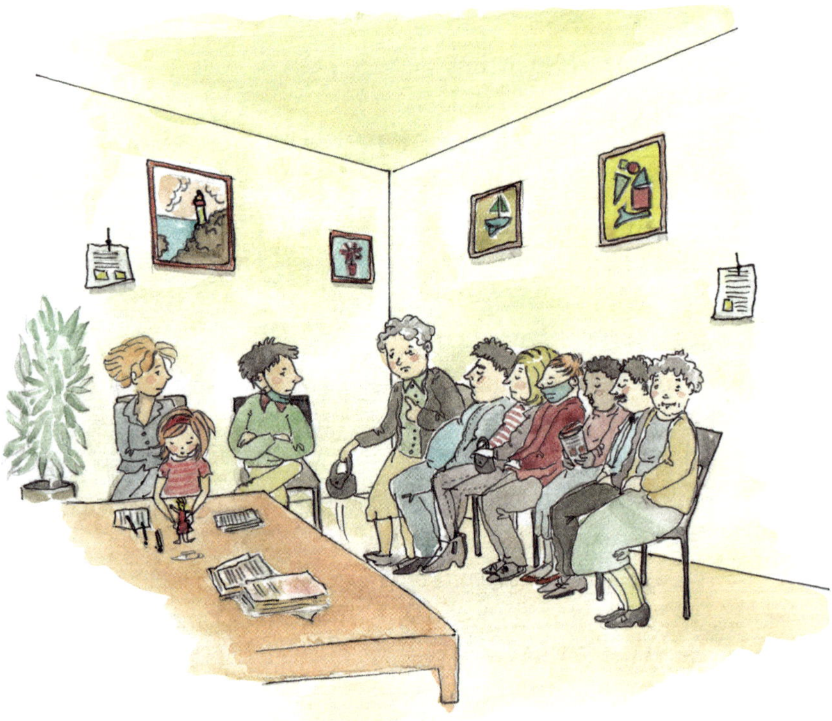

AVANT-PROPOS

Le lecteur, en parcourant ces récits, se demandera sûrement ce que je veux prouver à travers eux. Les plus critiques diront probablement que, médecin généraliste tout juste retraité, je suis en quête de reconnaissance. Nullement. Les plus gentils penseront, à tout coup, que je tombe dans le passéisme : « De mon temps, c'était mieux ! » Ce n'est pas cela non plus.

En réalité, ces histoires ne m'appartiennent pas. Ce sont celles, véridiques, de certains de mes anciens patients.

Je ne suis donc pas l'auteur de ce petit recueil, mais plutôt un fidèle scribe.

Alors, pourquoi avoir voulu narrer leurs histoires ? Parce qu'elles sont aussi les miennes. Mes patients et moi-même étions unis par une réelle affection et un respect mutuel. Sur les 250 000 consultations environ que j'ai effectuées, l'immense majorité se déroula très bien. Celles où ce ne fut pas le cas – j'en relate quelques-unes ici – furent l'exception qui confirme la règle.

Quand j'ai atteint l'âge de la retraite, faute de successeur, j'ai continué à exercer pendant encore deux ans, et cela m'a parfaitement convenu : je consultais toujours, mais je travaillais moins. Et je me réjouissais, dans le fond, de ne pas trouver de repreneur… Jusqu'à un certain jour de 2021.

*

Printemps 2021. En consultation.

Elle salue discrètement les quelques personnes qui attendent, s'installe et, comme eux, patiente. Son tour vient.

« Bonjour, Monsieur. J'ai entendu dire que vous cherchiez un successeur. Je suis médecin généraliste. J'exerce en région parisienne et souhaite m'installer dans votre ville de Dinard. »

*

C'est ainsi que ma carrière s'est terminée…

Durant mes deux années de travail supplémentaires, la nuit, profitant de quelques insomnies, j'ai commencé à écrire par-ci par-là des anecdotes professionnelles qui me revenaient à la mémoire. J'éprouvais un grand plaisir à me remémorer certaines rencontres… J'ai ainsi relu bien des moments de ma pratique de généraliste.

Et j'ai compris que ce que j'ai le plus apprécié, tout au long de ma carrière, ne fut pas tant la science médicale que le lien affectif qui m'a uni à ceux qui ont bien voulu faire un petit bout de chemin avec moi.

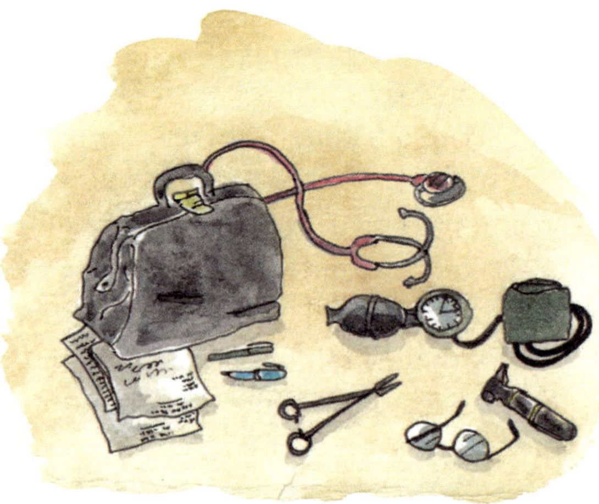

J'ai écrit ces récits pour mes patients. Ce sont les leurs. À travers eux, j'ai un peu prolongé le contrat moral qui nous a unis pendant plus de quarante ans.

J'ai aussi l'espoir d'être lu par les étudiants en médecine et les jeunes médecins. Je n'ajouterai que deux choses à leur intention : leurs patients ont absolument besoin de leur empathie. C'est sans doute l'une des principales qualités qu'ils attendent d'eux, de même qu'un diagnostic fiable et un traitement efficace. Ils espèrent également que leur médecin traitant, le moment de la maladie venu, les éclairera dans la jungle médicale et administrative et défendra leur cause.

Pour l'heure, j'invite les lecteurs à me suivre dans ces épisodes empruntés à mes quarante et une années de pratique.

PARTIE I

MES DÉBUTS

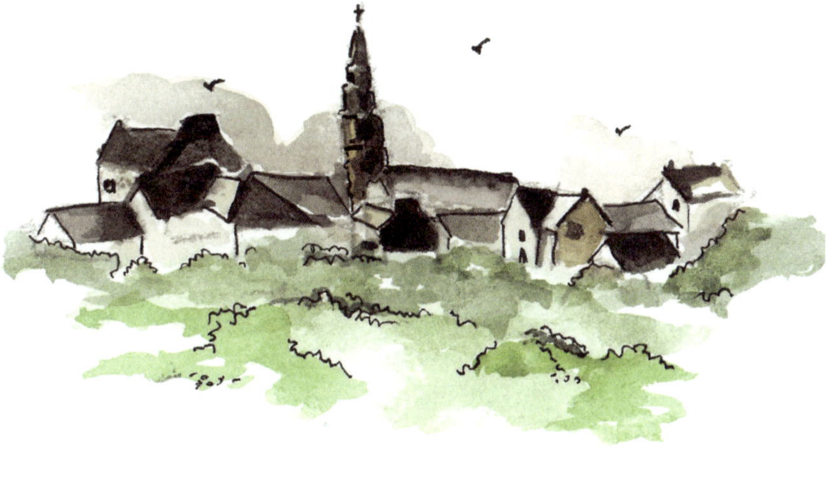

1. Médecin de campagne, je serai

55 ans plus tôt…

C'était un joli basset qui chassait avec amour. Je partageais la même passion que lui. Je le suivais pas à pas, sans autre arme qu'un bâton, et prenais grand plaisir à le voir faire. Il remontait les voies de la nuit, et je le voyais s'activer de plus en plus jusqu'au fourré où le lapin s'était *remisé* au petit matin. Alors il hurlait et la « chasse » démarrait. Je criais : « Taïaut ! »

J'ai passé ainsi une bonne partie de ma jeunesse à courir les bois et les champs, dans un coin perdu de la Mayenne. Fils de médecin, je rêvais de travailler comme lui à la campagne avec les campagnards, mais au moment de choisir ma voie, une grande hésitation me saisit : une école d'agriculture ou la faculté de médecine ? Le doute et l'incertitude me torturèrent. La médecine l'emporta, mais je me fis une promesse : je serais médecin généraliste, j'exercerais uniquement à la campagne et je m'établirais dans une petite bourgade de la Mayenne, et nulle part ailleurs.

Mes études achevées, mon service militaire en Nouvelle-Calédonie terminé, j'ai commencé à prospecter. C'est à ce moment-là que j'ai croisé un ami. Nous étions de la même promotion. Il me confia :

« Si tu savais dans quel pétrin je me suis fourré ! J'ai accepté de remplacer un vieux médecin malade en vue de sa succession, mais voilà, ma femme refuse catégoriquement de me suivre : "Je n'irai pas m'enterrer dans ce trou !", m'a-t-elle dit. »

Le « trou » en question, c'est cette petite ville bretonne que l'on appelle la « perle de la côte d'Émeraude » : Dinard !

De Dinard, je ne connaissais que le prestigieux concours hippique que je suivais assidûment, d'année en année. Là, j'avais réussi à approcher les plus belles cravaches de l'époque, surtout Pierre Jonquères d'Oriola, qui m'a tant fait rêver. Et le « sorcier brésilien », Nelson Pessoa, et tous les autres champions. Alors, Dinard me tenta…

D'autant plus que, à cette époque où le téléphone portable n'existait pas, j'étais encore célibataire. Or le médecin à remplacer exerçait au sein d'un cabinet médical bien organisé appartenant à un grand groupe, avec un secrétariat efficace qui me permettait de travailler sans la collaboration indispensable d'une épouse-standardiste. C'était tentant.

Je pris le risque et proposai de remplacer pendant deux semaines le remplaçant qui s'était désisté.

Le remplacement dura quarante années et demie.

*

Deux mois plus tard, un autre ami m'appelle. Je reconnais aussitôt sa voix. J'ai passé tant de temps, tant d'années à potasser avec lui, nous avons partagé tant d'angoisses et de joies ! Il me raconte son nouveau poste au CHU, il en est ravi. Je lui parle du remplacement que je fais actuellement sur la côte, ce remplacement qui se passe si bien et qui se prolonge de semaine en semaine. Le vieux médecin malade ne s'en sortira pas. La population est vraiment très agréable. Et le cabinet médical de groupe, très plaisant. Et les médecins qui y exercent, tellement sympathiques. Le secrétariat, tellement aimable. Et l'environnement médical, si favorable. Alors, je réfléchis.

« Comment ? Tu projettes de t'installer en privé ! Et tu veux racheter une patientèle ? Tu vois bien les sondages, Valéry Giscard d'Estaing va être battu aux élections présidentielles. François Mitterrand l'a annoncé dans son programme, les cabinets médicaux vont être remplacés par des centres de soins. Dans six mois, ton cabinet ne vaudra plus rien. Il ne te restera plus qu'une dette à rembourser. Abandonne ce projet d'un autre temps ! »

*

Les taux d'intérêt bancaires, au lendemain des élections présidentielles, ont grimpé en quelques jours et le prêt nécessaire à l'acquisition de la patientèle et du cabinet médical m'a été accordé au taux record de 12 %. Ainsi commença ma carrière de médecin généraliste. Et ce ne fut pas en Mayenne…

2. De la vocation

Il s'enfonce davantage encore dans son vieux fauteuil et il raconte un à un, ses patients qu'il s'apprête à quitter, il raconte dans un monologue interminable… Seules les quintes de toux l'interrompent.

« Alors, mon jeune confrère, vous vous sentez de taille ? »

Il vient de m'expliquer des situations très compliquées qu'il a pu démêler. Il en est fier.

Il se remet à tousser.

« Et la grande épidémie de coqueluche, dans les années 1950 ! Vous n'étiez pas encore né ! Vous ne connaîtrez jamais cela, tant mieux pour vous ! Ce fut terrible ! Une vingtaine de mes très jeunes patients trépassèrent en suffoquant chez eux, sous le regard désespéré de leurs parents. On n'avait rien à proposer. On essayait de faire prendre du lait tiède sucré à la petite cuillère, c'était à peu près tout ce que l'on pouvait faire. Un enfant sur deux mourait dans les bras de sa mère. L'hôpital ne pouvait les recevoir. Des nuits de garde, de veille. Nous étions épuisés. Et les malheureux parents nous remerciaient. »

Il reprend son souffle.

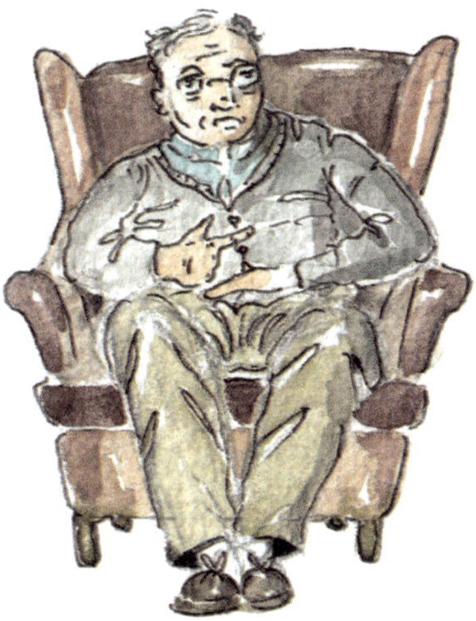

« Et le syndrome de la grand-mère, hein ! On vous a enseigné ça à la faculté ? »

Je n'ai jamais entendu parler du syndrome de la grand-mère...

« C'est la jeune grand-mère qui vit dix mois sur douze seule, dans sa grande villa dinardaise bâtie en hauteur, avec sa luxueuse fenêtre en saillie récemment restaurée. Elle a tout aménagé, de haut en bas, pour ses petits-enfants. Mais voilà, il y a la belle-fille, qui rentre de la plage à n'importe quelle heure, avec ses rejetons mal élevés et pleins de sable ! Alors, elle fait des réflexions.

« Au bout de huit jours, la pièce rapportée ne tient plus. Elle consulte. Elle dit qu'elle honnit sa belle-mère. C'est sûr, elle va la pousser du haut de l'escalier qui mène à la plage et tant mieux pour elle !

« À son tour, la belle-mère consulte. Elle a perdu le sommeil. Elle s'inquiète pour son fils qui, elle le sait, est très malheureux. Il ne se plaint pas, mais elle devine tout. Elle est sa mère, tout de même !

« Alors le fils martyr invente un prétexte et annonce qu'il est arrivé un grave problème dans son entreprise, qui le rappelle. Et ils partent tous terminer leurs vacances dans le dernier mobil-home disponible dans le village d'à côté. »

Une nouvelle quinte de toux le secoue. Il est épuisé.

*

Après une nouvelle anecdote, je le regarde, stupéfait. Jamais je ne me laisserai envahir de la sorte par mes patients !

Il finit par se lever.

« Venez, dit-il, je vais vous présenter "ma" maison de retraite. »

Il se traîne péniblement dans les couloirs.

« Bonjour, Docteur !

— Bonjour, ma p'tite ! »

« Bonjour, Docteur !

— Bonjour mon p'tit ange ! Vous l'avez retrouvé, le dentier du père Victor ? »

« Bonjour docteur Ferrasson !

— 'jour… »

Il grogne en me désignant :

« Voilà mon successeur… »

*

Je n'aime pas les maisons de retraite, je n'aime pas les personnes âgées. Dès l'acte notarié signé, je démissionnerai de cette charge pour me consacrer exclusivement à la médecine de ville. Le poste du vieux médecin malade m'intéresse, mais non « sa » maison de retraite. Je ne supporte pas l'odeur… J'ai bien compris qu'en refusant de prendre en charge la maison de retraite, je serai disqualifié. Ne rien dire au vieux médecin, signer, et surtout ne pas laisser passer cette occasion !

On eut tout juste le temps de signer avant son décès. Je devins le successeur officiel du docteur Ferrasson. Ce ne fut pas par vocation, ce fut par opportunité.

Je ne sais pas comment, mais je me mis à aimer cette maison de retraite. J'y pris goût. J'y pris tellement goût que, tout en assurant la fonction de médecin généraliste, je repris des études l'année suivante et devins « capacitaire en gérontologie clinique ».

Je ne crois pas à la vocation. Je crois aux rencontres. Ce sont elles qui nous façonnent.

3. Mes premières armes

Alors, dans les chaumières, on jasa… Parce qu'à Dinard, à la mauvaise saison surtout, bien des années avant qu'on ne ressente les premiers effets du réchauffement climatique, on pouvait s'ennuyer.

Et les Dinardais « de souche » ne se mêlent pas facilement avec l'envahisseur. Cet envahisseur qui vient passer de beaux étés sur la côte d'Émeraude et décide, l'âge de la pré-retraite arrivé, de s'y installer, pour le regretter l'hiver arrivé.

De cette déception, voire de cet échec, il garde rancœur et mépris vis-à-vis de l'autochtone qui, de son côté, lorgne avec dégoût le portefeuille d'actions du néo-Dinardais qui lui permet de tout acheter…

Alors, l'arrivée à Dinard d'un nouveau médecin, jeune, de surcroît célibataire, ne pouvait laisser indifférent. On jasa.

Méfiance, méfiance…

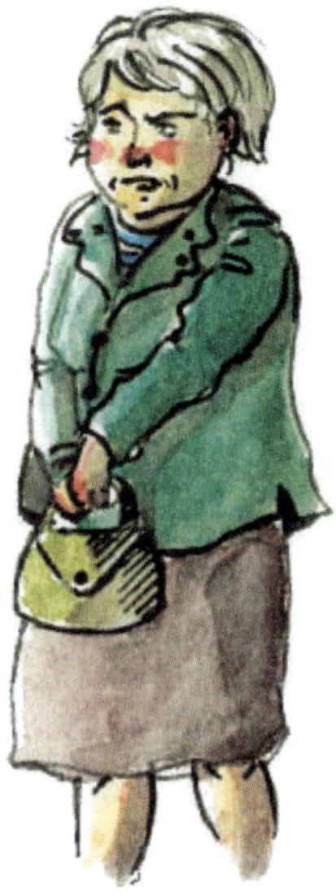

En consultation.

« Bonjour, Madame. Entrez, je vous en prie. Asseyez-vous. Alors, qu'est-ce qui vous amène ?

— Docteur, je suis venue vous essayer.

— Ah !

— Ben, oui ! Votre prédécesseur était un excellent médecin, au diagnostic sûr, mais alors, quel caractère ! Un jour, excédé par une patiente, il l'a éjectée de son bureau sans lui laisser le temps de se rhabiller. On l'a vue sortir en culotte et soutien-gorge, les vêtements à la main. On a bien ri… Mais maintenant, je me méfie.

— Je comprends… »

Le jeune médecin

« Alors, Docteur, je viens vous voir parce que le docteur Ferrasson est mort. J'ai été voir son successeur, le docteur Ferrieu… Il ne savait pas quoi me donner ! Il est trop jeune et, en plus, il est fluet ! Il pourrait être mon petit-fils !

« Vous vous rendez compte, il m'a dit de marcher un peu, de passer moins de temps au fauteuil, de manger plus de légumes, de rencontrer des gens, de lire un peu, de faire travailler ma mémoire, de moins regarder la télévision. Je voyais bien : il ne savait pas quoi me donner, en fait.

« Et en plus, il a dit que le médicament pour les artères du cerveau n'était pas efficace et que celui pour la circulation des jambes ne servait à rien.

« Pareil pour mes douleurs, le médicament me ferait mal à l'estomac. Et mes vertiges. Et ma constipation. Et il n'a rien mis pour le sommeil. Et mes nerfs ? Et mon cholestérol ? Rien, juste manger des légumes !

« Vraiment, Docteur, que leur a-t-on appris à l'école des médecins ? Alors, je viens chez vous. Voilà, Docteur, ce qu'il me faut. J'ai fait la liste, ce sera plus facile pour vous. »

La première fois

C'était il y a quarante ans.

Je sonnerai à leur porte. Ils m'ouvriront. Sans un mot, ils me feront entrer. Dans un silence pesant, ils me conduiront vers lui. J'ai bien préparé les mots que je dirai. Je parlerai de la vie, de la souffrance, de la mort. J'ai répété mon texte. J'ai réfléchi à l'intonation que j'utiliserai. Je ferai attention à mes mimiques.

Je procéderai à un examen sobre. Je soulèverai le bras avec délicatesse, je placerai le brassard du tensiomètre avec douceur, je reposerai le bras lentement. Je prendrai le temps qu'il faut. Je ferai signe à la famille de me suivre dans la pièce voisine et j'expliquerai le dénouement imminent. Ils me remercieront… Ils m'accompagneront jusqu'à ma voiture. Je leur dirai de me rappeler le moment venu.

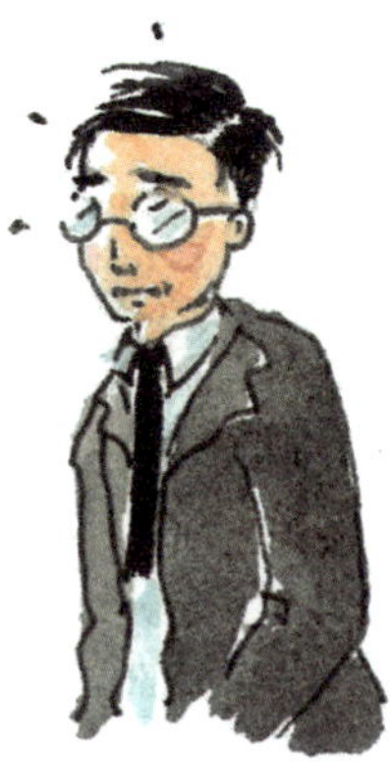

Je suis prêt. J'ajuste ma cravate. Je prends une grande bouffée d'air.

Je sonne. Ils m'ouvrent. Sans un mot, ils me font entrer. Dans un silence pesant, ils me conduisent vers lui.

Je ne dis rien. Je ne fais rien. Le mourant me parle avec les yeux. Juste un rictus en guise d'acquiescement. Je le comprends. Je ne dis rien. Le mourant esquisse un sourire, il est paisible.

Je rencontre la famille. Je ne dis rien. Je pars. On m'accompagne.

« Merci, Docteur, pour tout ce que vous avez fait. Vous avez eu les mots justes. Vraiment, merci ! »

Files d'attente

À la boucherie.

« Il ne faut pas aller voir le successeur du Docteur Ferrasson…

— Ah bon ?

— Oui. Il a été chassé de la faculté de médecine.

— Ooh…

— Mais, surtout, ne le dites à personne.

— Bien sûr, vous pouvez compter sur moi. »

À la boulangerie.

« Le successeur du docteur Ferrasson, il est homosexuel ! Si… Je l'ai vu. Mais, surtout, ne le dites à personne.

— Bien sûr, vous pouvez compter sur moi. »

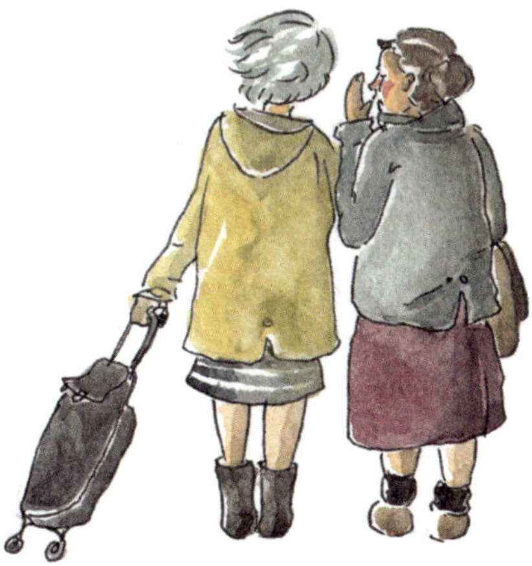

Le poids des mots

« Le nouveau médecin est venu me voir à l'hôpital. On a parlé de l'avenir, du mien surtout… Quand il est parti, il m'a dit : "Bon courage !" Depuis, je ne dors plus… »

Une autre patiente, de retour à la maison, discute avec sa fille :

« Le nouveau médecin m'a rendu visite à l'hôpital. Il est resté longtemps avec moi. Il m'a dit que j'allais m'en sortir. En partant, il a dit : "D'ici peu, on ne parlera plus de votre problème…" Depuis, je pleure. Pourquoi ne veut-il plus me soigner ? Que vais-je devenir ? »

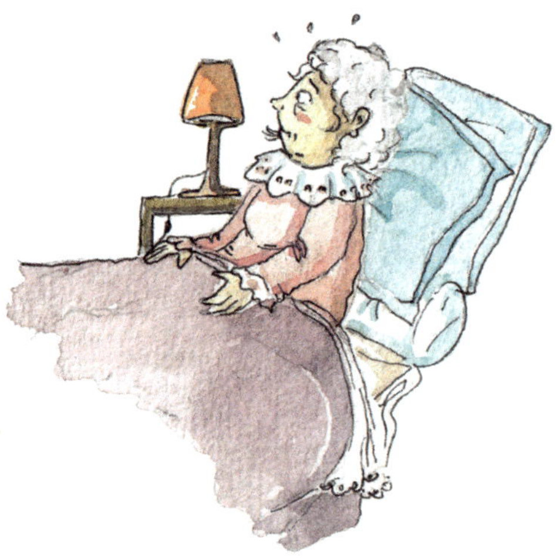

La gaffe

Quand elle est entrée dans mon bureau pour la consultation, j'ai pensé qu'elle allait bientôt accoucher. Je lui ai donc demandé de m'indiquer le terme.

Elle n'a pas vraiment apprécié. L'accouchement avait eu lieu six mois plus tôt.

Le vieux médecin

Un jour, un vieux médecin des alentours se présente au cabinet médical et demande à me voir. Peut-être veut-il me transmettre les dossiers médicaux de certains de ses patients. Ils sont de plus en plus nombreux à présent à souhaiter rejoindre ma patientèle. Je fais entrer le vieux praticien dans mon bureau et il prend place en face de moi. D'un air penaud, il me tend quelques vieux dossiers papier écornés, griffonnés en tous sens.

« Voilà, c'est pour vous. Ce sont les dossiers médicaux de la famille X. J'ai été leur médecin pendant trente-huit ans. J'ai beaucoup fait pour eux. J'ai dirigé les accouchements pour les cinq enfants, parfois en pleine nuit, jusqu'à la découverte toute récente d'un cancer de l'œsophage chez le père. Alors ils m'en veulent. Ils ne veulent plus me voir… Vous, vous venez d'arriver, vous êtes très jeune. Ils m'ont demandé de vous transmettre leurs dossiers. Voilà, ils sont à vous. »

Il se lève et quitte la pièce d'un pas pesant.

Ce fut un moment pénible pour lui comme pour moi. Je savais qu'un jour ou l'autre, cela pourrait m'arriver.

La notoriété

Une nuit de garde. Une voix tonitruante.
« Allô ! Qui est de garde ? »
(Une voix endormie.)
« Euh… C'est le docteur Ferrieu. »
(*Chuchotements.*)
« Eh ! C'est Ferrieu ! »
(*Chuchotements.*)
« J'en veux pas, c'est un con ! »
Clac. On a raccroché.
Une demi-heure plus tard.

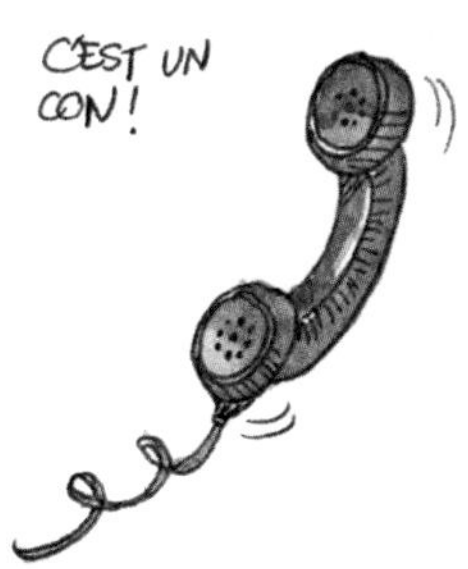

(*Une voix tonitruante.*)
« Allô ! Docteur Ferrieu ?
— Oui ?
— Vous pouvez venir. »

On jasa donc

On jasa donc. Un peu trop, à mon goût. Cela finit par m'agacer et je commençai à regretter d'avoir accepté cette succession. Dans quinze jours, je devais signer l'acte notarié qui me lierait définitivement à la « perle de la côte d'Émeraude ». Les doutes m'envahirent. Mais avais-je le choix ?

Comme je l'ai dit, mon statut de célibataire, à cette époque où la téléphonie était très sommaire, m'obligeait à renoncer à une installation solitaire dans la campagne profonde de mes rêves. Il y a quarante ans, les épouses assuraient non seulement l'accueil, mais aussi toute l'organisation du cabinet médical, qui occupait généralement plusieurs pièces de la maison familiale. Sans elles, l'installation d'un médecin généraliste en campagne n'était guère possible.

Mon épouse, je ne la connaissais pas encore. Mais c'est pourtant bien grâce à Elle que j'ai signé. Si je l'avais connue avant le remplacement à Dinard, elle m'aurait certainement incité à aller voir ailleurs. Elle n'aurait pas supporté les commérages et les jugements des gens. Mais Elle n'était pas encore là.

Alors je suis entré dans ce gros cabinet médical du groupe Gardiner, qui me permettrait d'exercer la médecine générale en l'attendant.

Un an plus tard, je la rencontrai et nous nous mariâmes. Elle me prit comme j'étais, où j'étais. Ce fut apparemment le bon choix. Et même un très bon choix !

PARTIE II

DINARD, LA « PERLE » DE LA CÔTE D'ÉMERAUDE

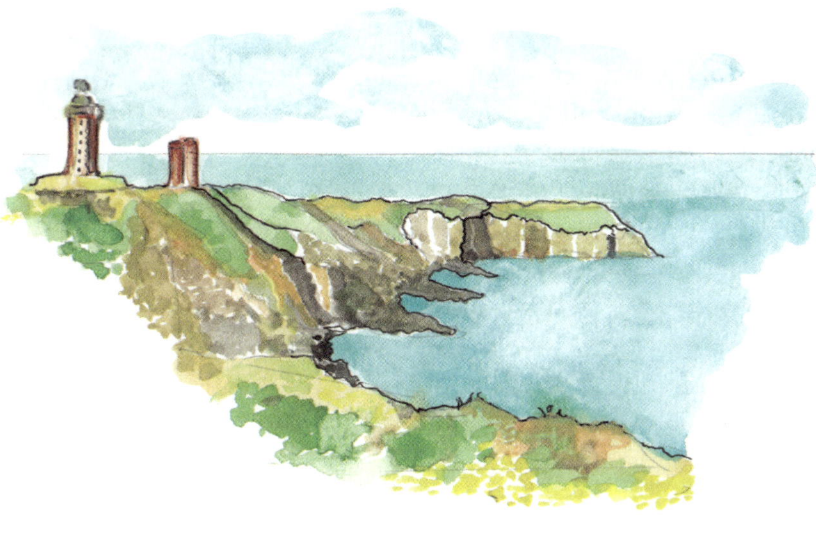

1. La vie au grand air

Les grandes marées

En consultation

« Docteur, vous habitez une région vraiment magnifique… Mais les marées, ça marche aussi en hiver ? »

Un autre jour, en été :

« Docteur, la mer est si basse en ce moment ! Je ne pensais pas que la sécheresse était si sévère dans cette région ! »

La pêche « au bas de l'eau »

Elle habite cette petite maison de pêcheur depuis quatre-vingt-neuf ans. Elle y est née et elle compte bien y mourir ! Ah, mais ! Et ce ne sont pas ses enfants qui décideront. Elle n'ira jamais dans une maison de retraite. Ah, non !

Sa maison domine la baie. Il n'est pas un relief, pas un rocher qu'elle ne connaisse. On la surnomme « la gardienne de la baie du Prieuré ». Et son grand plaisir, c'est la pêche à pied, surtout au moment des grandes marées. Alors, elle s'équipe d'un crochet, d'un grand panier, chausse un vieux pantalon et de grandes bottes, se couvre d'une épaisse pelisse râpée et, ainsi fagotée, part explorer le « bas de l'eau. »

Elle fait toujours de très belles pêches. Ah, pas comme ces vacanciers dans leur tenue de marins pêcheurs bretons, cirés jaunes, grands chapeaux jaunes et grandes bottes jaunes !

Toute la famille ainsi équipée ramène au mieux trois crabes verts et une demi-douzaine de coques…

Ah, elle, c'est autre chose ! Elle connaît tous les coins et les recoins. Et ramène tant d'étrilles, de dormeurs, de homards et de palourdes qu'elle peine à porter son panier.

Aujourd'hui, la pêche sera excellente, elle le sait. Ce n'est pas si souvent que la mer se retire aussi bas. Alors, elle s'enfonce dans la baie d'un bon pas.

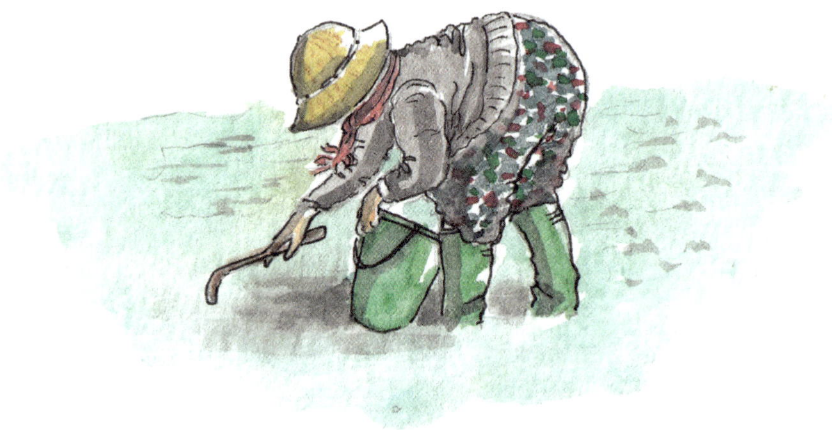

Comme toujours, elle a prévenu ses enfants. Ils viendront chercher le fruit de la pêche dans quelques heures.

Mais elle tarde à rentrer. Certainement qu'elle s'est arrêtée chez sa vieille amie d'à côté. Elles doivent être toutes les deux en train de *bavasser* en prenant petit café sur petit café. Elle aurait pu prévenir, tout de même ! Ses enfants s'impatientent !

Le temps passe, elle ne rentre toujours pas. On appelle la vieille amie d'à côté. Elle ne l'a pas vue cet après-midi.

Alors, c'est la panique ! Elle n'est pas revenue du bas de l'eau et la marée monte… Les enfants partent en toute hâte, dévalent la plage, inspectent les rochers que la mer commence à recouvrir.

C'est là qu'on la trouve, étendue dans la vase, gelée, à demi recouverte par la marée montante… Il s'en est fallu de très peu.

Mais elle crie haut et fort qu'à la prochaine grande marée, elle ira au bas de l'eau ! Ce ne sont pas ses enfants qui l'en empêcheront. Ah, mais !

La promenade des Anglais

Nuit de garde. 3 heures du matin.

Les explications de mon interlocuteur sont laborieuses. À cette heure de la nuit, je n'ai pas vraiment bien compris le chemin à prendre pour me rendre au domicile du malade. C'est à Dinard. Quelque part au bord de l'eau. Dans une maison à laquelle on peut accéder à pied par la promenade des Anglais, ou alors en voiture en empruntant la rue qui surplombe le port où il est impossible de se garer… Je suis probablement le seul à ne pas connaître ce lieu mythique. Je décide d'y aller à pied par la promenade des Anglais.

Je noue ma cravate, qui ne me quitte jamais, me mets en route et, ma trousse de médecin à la main, cherche la maison que le malade qui m'attend aura éclairée sur la fameuse promenade des Anglais, à 3 heures du matin.

Alors, dans le silence de la nuit, je longe la baie du Prieuré et marche vers le port de Dinard. Une paix intérieure me gagne… J'écoute la mer, hume l'air. Je suis sous le charme.

Je voudrais que ce moment se prolonge éternellement, aussi je ralentis davantage encore le pas et, pour la première fois, je goûte de tous mes sens la « perle de la côte d'Émeraude » sur laquelle règne le sénateur-maire et ministre… Je vais ainsi, comme irrésistiblement attiré par elle.

Et lorsque je sors de ma rêverie, je me retrouve là, seul, foulant le quai de la Perle.

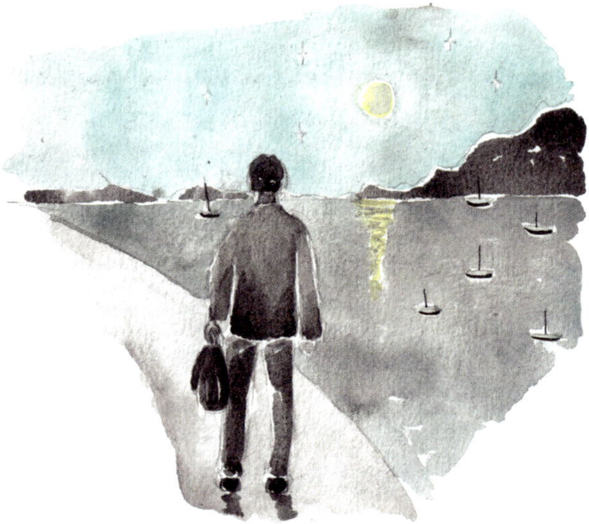

Me suis-je endormi ? Ai-je été envoûté ? Je n'ai pas vu la lanterne allumée de la maison du malade qui m'attendait.

Je crois que j'ai été séduit. Pour un temps, j'ai oublié mon patient.

La pointe de la Malouine en mars

C'était avant le GPS. Je cherche désespérément une villa en bord de mer. Une visite y est demandée. Je roule lentement, je tourne à droite, à gauche, je fais demi-tour, je vais, je viens, je fais demi-tour, je râle…

Je déplie mon plan, je replie mon plan, il se chiffonne, je peste, je ne m'y retrouve pas, je regarde ma montre, je ne serai jamais à l'heure. Si au moins il y avait un passant qui pouvait me renseigner ! Mais le quartier est désert. En ce mois de mars, toutes les maisons sont fermées. Il n'y a pas âme qui vive. C'est le quartier des résidences secondaires à Dinard !

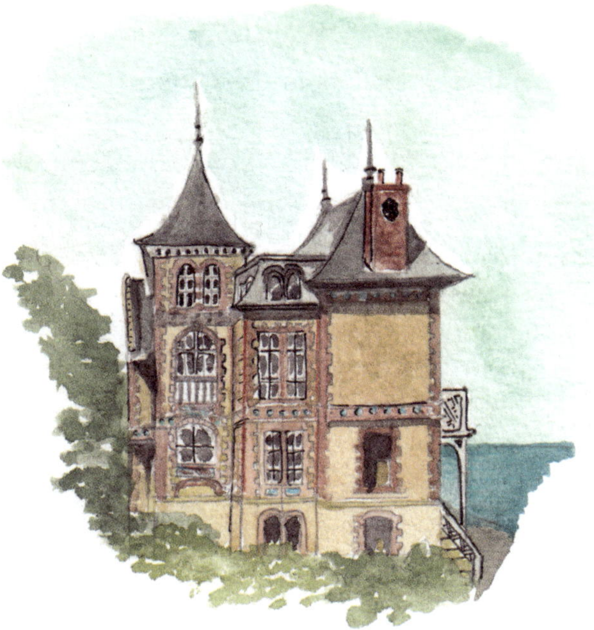

Sur les bords de la côte d'Émeraude, la plupart des grosses villas qui surplombent la mer ne sont ouvertes que l'été.

2. Le combat des chefs

Monsieur le Maire

Une vieille dame demanda une visite à domicile. Mes confrères étaient tous très occupés, donc je fus désigné. Ce fut l'une de mes premières patientes. C'est elle qui, la première, me présenta « Monsieur le Maire de Dinard ». Elle me fit venir à domicile pour je ne sais quel motif. J'eus toutes les peines du monde à trouver sa petite maison au fond d'une impasse abandonnée. J'entrai. Tout était désordonné chez elle et sur elle. Elle me paraissait, de plus, très âgée (de fait, elle avait l'âge que j'ai aujourd'hui.) Je compris tout de suite qu'elle vivait sur une autre planète. Je la fis parler. Elle me raconta des tas de choses et, à un moment donné, elle s'exalta. Elle me parla fébrilement d'« Yvon »…

« Yvon ?

— Mais, oui ! Yvon ! Ahhhh ! Yvon ! Vous comprenez, Docteur, j'ai dit à Yvon : "Non, Yvon, tu n'es pas raisonnable, laisse-moi tranquille. Yvon, pas tout de suite. Yvon, là, tu exagères." Ah ! Yvon… »

Alors elle m'expliqua enfin qui était cet « Yvon ». « C'est Monsieur le Maire, c'est même Monsieur le Sénateur-Maire, et, plus encore, il est le ministre de la Défense ! Et si bien de sa personne ! »

Je n'eus pas de mal à comprendre qu'elle souffrait de ce que l'on appelle un « délire éroto-maniaque », c'est-à-dire l'illusion d'être aimée et désirée par un notable ou une personne très en vue.

*

Un peu plus tard, je fis la connaissance du maire, Monsieur Yvon Bourges. Ma patiente avait raison : c'était un « grand monsieur ». Il m'expliqua qu'il était « pensionné de guerre » sans jamais l'avoir faite.

Un jour, pour lui être agréable, un général très étoilé de l'aviation française proposa à « son » ministre un petit tour dans un Mirage 4. Le pilote fit du zèle et brinquebala notre sénateur-maire et ministre de la Défense dans tous les sens. Une ambulance vint de toute urgence le chercher à la sortie du Mirage : les cordages des valves cardiaques de Monsieur le Ministre n'avaient pas résisté aux loopings… Heureusement, il s'en est sorti.

*

Mon prédécesseur, le docteur Ferrasson, avait beaucoup d'affection pour notre maire de l'époque, mais cela n'empêchait pas un peu d'ironie. Monsieur Yvon Bourges brigua la mairie de Saint-Malo et échoua. Il continua, néanmoins, à aller à la rencontre des gens à l'occasion des manifestations festives locales.

Mon prédécesseur le rencontra pendant une kermesse et lui lança : « Alors, Monsieur le Maire, à défaut de mairie, on essaie de gagner le cochon ? »

Marius

Mais il y avait Marius, pharmacien biologiste de son état. À la tête d'un laboratoire d'analyse médicale et d'une pharmacie, il tenait un rôle important dans la ville de Dinard et ses alentours. Il était un partenaire médical incontournable pour nous, les médecins, et pour tous les soignants en général. À force de persévérance, Monsieur Marius Mallet, l'adversaire de toujours, renversa Yvon Bourges. Il y eut un face-à-face mémorable. Marius hurlait pendant que Monsieur Bourges se drapait dans sa dignité offensée. Marius Mallet fut élu.

⋆

Les acteurs politiques de Dinard et de ses environs auraient dû venir me consulter pour connaître l'humeur des habitants. J'aurais pu ouvrir un institut de sondage d'opinion, j'aurais même pu prédire l'avenir. Car des patients, j'entendais tous les sons de cloche, tous les avis, toutes les rumeurs, toutes les rancœurs…

Dans le secret de la consultation, les langues se déliaient. Par elles, je connaissais tout de la vie de la cité, et mes patients me parlaient d'autant plus librement qu'ils étaient certains, de par ma neutralité de rigueur, que je partageais leur avis…

Visite scolaire à la mairie

Elle est passablement énervée. Elle entre bruyamment dans mon bureau, s'affale dans un fauteuil et s'écrit :

« Docteur, tout fout le camp ! »

Elle est désolée. Le sénateur-maire, dont elle a été la fidèle et dévouée secrétaire, a perdu les élections municipales. Marius Mallet lui succède.

La vie continue, néanmoins. Une visite de la mairie est organisée pour les élèves du collège. Dans un chahut sans nom, ils s'engouffrent dans le bureau du maire et hurlent en chœur : « Bonjour, Marius ! »

Marius est aux anges…

« Ah, du temps de Monsieur Bourges, ça ne se passait pas comme ça, croyez-moi ! »

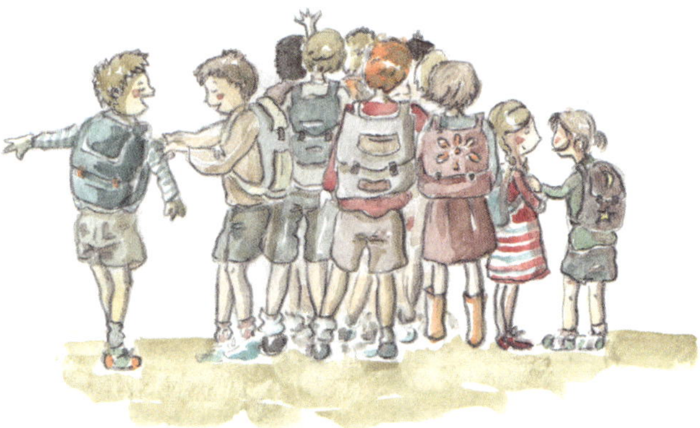

3. Dinard, ville de contrastes

Au fil des consultations, la perle de la côte d'Émeraude et ses habitants se révélèrent peu à peu à moi. S'y côtoyaient tous les milieux sociaux, des plus grosses fortunes aux plus démunis. À travers mes patients, la « perle » semblait me dire : « Je ne suis pas celle que vous croyez ! »

1. Les mille visages de la « perle »

Mes rêves de jeunesse me poussaient à exercer la médecine générale dans une région rurale, car je pensais y rencontrer une population « authentique ». À mes débuts à Dinard, j'éprouvais donc des scrupules à être le médecin des classes sociales aisées. Mais ils furent chassés prestement à mesure que je découvris mes patients.

Le petit chéri

Le petit chéri a bien grandi. Maintenant, il dépasse le mètre 80 et les 100 kilos. Elle en est très fière. Son petit garçon est tout pour elle, et il est si gentil ! Ah ! Elle l'a beaucoup gâté, rien n'était trop beau pour lui. Elle a eu bien de la misère avec son mari, militaire, qui avait une autre vision de l'éducation. Mais elle a réussi à le protéger de l'autorité paternelle ! Et grâce à la bonne providence, le père-militaire-autoritaire est mort très jeune. Dieu soit loué !

Le petit chéri se passionne pour les armes à feu, les sports de combat et les chiens de défense. Et il a des valeurs ! Il va à la messe. Pas n'importe laquelle, pas celle des curés rouges… Ceux-là, un jour, il leur fera la peau ! Comme il fera aussi la peau aux Arabes et aux nègres, des sous-races…

Pauvre petit chéri… Personne ne reconnaît sa valeur. C'est pour cela qu'il ne trouve pas de travail. Aucun employeur ne le garde. Quelle époque ! Heureusement, maman est là ! Ils sont vraiment bien, tous les deux, dans leur grande maison avec vue sur la mer…

Mais maman vieillit et tombe malade. Alors, on fait appel au médecin. Quel poltron, ce médecin ! Il est terrorisé par les deux bergers allemands qui hurlent et se jettent contre les portes du garage quand on les enferme, le temps de la visite médicale. En traversant la cour, ce « con de toubib » a trouvé le moyen de marcher dans une des crottes de chien que la mère, malade, n'a plus la force de balayer.

On a bien remarqué, à plusieurs reprises, des hématomes sur les avant-bras de la vieille dame. « Mais non, ce n'est rien… C'est à cause des chiens ! Ils m'ont bousculée. Il aime tellement ses chiens, mon petit chéri ! »

L'état de la vieille mère se dégrade et rend nécessaire le passage d'une infirmière. C'est une jolie, jeune et gracieuse infirmière qui est envoyée. Elle se dévoue et se met en quatre pour aider la patiente qu'on lui a confiée.

Un jour, je la vois arriver dans mon bureau affolée, meurtrie, choquée. Le petit chéri en est tombé amoureux et lui a fait des propositions si « concrètes » que le procureur de la République est sollicité.

La potiche chinoise

La pauvre vieille dame vit là, toute seule, dans un dénuement total. Elle est prise en charge par les services sociaux. Des aides lui sont allouées. Elle survit ainsi pendant des années.

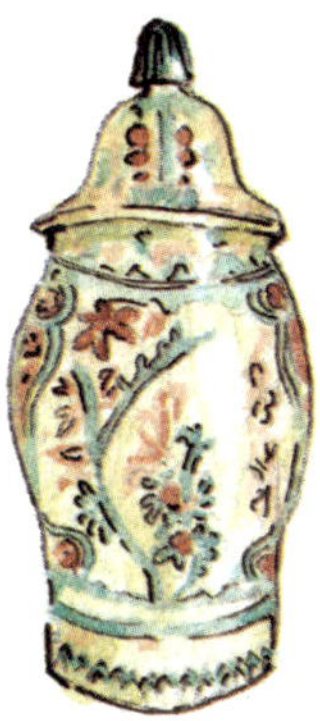

Tout le monde s'indigne de sa misère. Le maire vient lui rendre visite. Des bénévoles se succèdent à son chevet…

À son décès, on découvre, cachées dans une potiche chinoise, des dizaines de liasses de billets de banque, dont la somme représente une jolie fortune.

Le mousse

Elle a demandé une visite à domicile. J'entre dans l'immeuble. Il est situé dans le quartier que l'on appelle la « cité des urgences ». Je fais attention à ne pas marcher dans les immondices qui jonchent la cage d'escalier. J'essaie de « retenir » mon odorat. J'essaie de ne pas glisser sur le vomi. Je finis par trouver la bonne porte.

Je sonne. Personne. Je re-sonne. Personne. J'insiste… La sonnette ne marche pas. Je tambourine à la porte. Les chiens des appartements voisins se mettent à hurler. Les propriétaires des chiens se mettent à hurler. Je tambourine encore. Je râle.

Elle finit par ouvrir. J'entre. Elle est là, campée devant moi, figée. Elle me fusille du regard. Elle respire bruyamment. Quelques gouttes de sueur perlent sur son front. Nous sommes là, face à face. Deux minutes qui paraissent une éternité. Enfin, elle dit :

« Docteur, vous me faites peur ! Je vous déteste ! Vous ressemblez au mousse.

— Au mousse ?

— Oui, au mousse… »

Alors elle raconte.

Son père n'est pas son père. Son père biologique, c'est le mousse. C'est lui qui a abandonné sa mère à l'annonce de la grossesse débutante. Il est parti en mer et ne l'a jamais revue. Puis le mousse est revenu dans la région. Il a renié l'enfant en menaçant sa mère. Sa mère a toujours eu peur. Il s'est marié avec une autre. Il a abandonné la pêche et a ouvert un commerce. Sa fille a cherché à le rencontrer de nombreuses fois, il a toujours refusé. Il nie tout. Il la menace si elle insiste. Elle a peur. Elle a toujours peur…

Son père nourricier l'a maltraitée. Il a abusé d'elle. Pendant toute son enfance, elle s'est cachée, elle avait peur. Elle a toujours peur.

Sa vie a été une succession d'échecs. Elle me montre une photo d'elle à 18 ans, une jolie jeune fille. Aujourd'hui, elle est obèse. Alors elle mange. Elle a multiplié les déboires sentimentaux. Elle a d'abord eu une fille. Elle ne sait pas exactement qui en est le père. Un jour, elle a retrouvé la petite fille décédée. Mort subite du nourrisson. Ça a été horrible. Plus tard, elle a eu un fils, dont la garde lui a été retirée. Alors sa vie n'a plus de sens… Elle mange, elle mange. Quand elle mange, elle a moins peur.

Elle ne veut plus vivre. Aussi se jette-t-elle régulièrement du deuxième étage. Sept fois, elle s'est défenestrée. En vain. Des fractures, des contusions. Sans plus. Elle grossit.

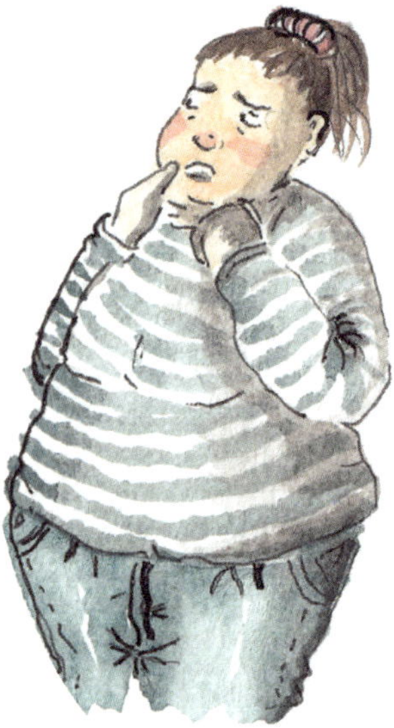

Un nouveau locataire s'est installé à l'étage du dessous. Le jour de son arrivée, comme il lui manquait des allumettes, il a frappé à sa porte. Elle a ouvert et ils ont eu, elle ne sait pas trop comment ni pourquoi, un rapport sexuel « comme ça ». Il est reparti avec les allumettes. Elle me raconte ça tristement. De cette aventure, elle ressort encore plus déprimée. Elle ne veut plus vivre. Alors elle mange…

Je l'écoute. Elle semble apaisée, pour un temps du moins.

Je la reverrai régulièrement pendant plusieurs années. Elle décédera à l'âge de 43 ans d'une défaillance cardio-respiratoire. Toute sa vie, elle aura eu peur.

L'abri de jardin

Costume gris, parfaitement ajusté. Chemise blanche à petit col, parfaitement repassée. Boutons de manchette et cravate sombre maintenue par une épingle ciselée.

Chaussures noires cirées… Il entre ainsi dans mon bureau et s'exprime en un français protocolaire. Il consulte de temps à autre, il va plutôt bien.

Cette fois-ci, une méchante sciatique le tenaille. Il peine à se déplacer. Les traitements s'avèrent peu efficaces. Je lui fais savoir que je peux me déplacer à son domicile, si marcher ou se déplacer est trop douloureux pour lui. Il tient pourtant à venir au cabinet médical. Il se traîne, mais il ne veut pas me déranger.

Décidément, la sciatique s'aggrave… Il ne peut plus bouger. C'est un voisin qui me prévient. Il m'indique que mon patient habite au fond du jardin.

Cet homme très chic est hébergé dans un abri de jardin en fibrociment. Un matelas est posé sur le sol. Une boîte de carton fait office de table de nuit. Il y a un petit réchaud à gaz, aussi. Le costume sombre, la chemise blanche et tous ses accessoires sont suspendus à un cintre, impeccables. Rarement les apparences furent plus trompeuses…

La « cité des urgences »

C'est là que vivent les gens les plus pauvres parmi les pauvres de notre riche région touristique. C'est dans un bois, à la sortie de la ville balnéaire, le long d'une route passante, à côté de l'aéroport, qu'on cache à la vue de tout le beau monde ces quelques logements sociaux surnommés la « cité des urgences ».

C'est là que Cindy a grandi avant d'être placée dans une famille d'accueil. À sa majorité, elle est revenue à la cité, dans le bois. Chaque jour, elle part en mobylette pour travailler au Grand Hôtel, qui a cinq étoiles.

C'est là qu'elle a rencontré Bob, commis du même hôtel. Ils ont décidé de se marier. Un peu trop vite, ils ont attendu un enfant.

C'est prématuré, mais ils l'attendent avec grande joie. Ils espérent un logement social d'ici peu.

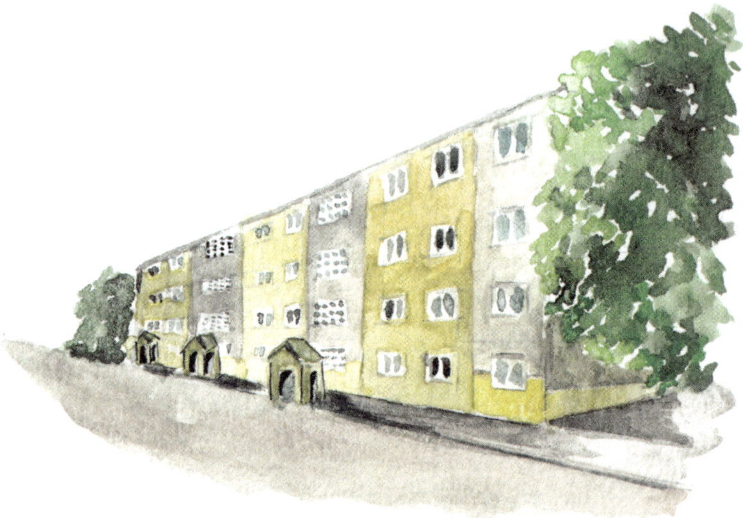

La maman de Cindy se réjouit. Elle veut offrir une poussette. Alors elle se met à travailler davantage pour rassembler l'argent nécessaire. On la voit désormais faire la manche à toutes les sorties de messes, à tous les enterrements. Elle n'en loupe pas un. « Je n'ai jamais autant bossé » me dira-t-elle. Mais elle ne réussit pas à obtenir la somme requise. Un jour de chance, elle dégote un landau « comme neuf », à la déchèterie. C'est un miracle ! Elle l'astique, elle le désinfecte, elle le fait reluire et elle l'offre à sa fille.

Cindy fond en larmes. Pour son bébé, elle aurait tant voulu une poussette neuve…

Le sexe fort

Ah, là, ils commencent à être sérieusement éméchés, mais quelle ambiance ! Maintenant, ils s'égosillent : « Stade rennais, allez, allez, allez ! Stade rennais ! » et ils embrayent de plus belle : « Rouge et noir, rouge et noir ! » Et, tout à coup, la clameur du stade retentit : « Buuuttttt ! » Tous s'embrassent… Égalité ! Et la partie reprend. Et les chants retentissent de plus belle. « Galette saucisse, je t'aime ! »

Un SMS : « *Kévin, rappelle-moi !* »

Buuuttttt ! C'est le délire. Rennes gagne ! Encore une minute… L'arbitre siffle la fin du match !

Un nouveau SMS : « *Kévin, s'il te plaît, rappelle-moi vite ! C'est important.* »

Les supporters envahissent le stade. On s'embrasse encore plus, on se fait photographier. Et maintenant, on va aller fêter ça toute la nuit ! On va boire à la victoire !

Et on part dans les rues en criant, et on s'arrête de bistrot en bistrot.

Nouveau SMS : « *Je t'en supplie, Kévin, rappelle-moi, Kévin, réponds-moi…* »

Au dernier moment, elle n'a pas voulu l'accompagner au stade. Elle a dit qu'elle était fatiguée. L'anxiété l'avait envahie… Alors, profitant de son absence, elle est allée à la pharmacie et a acheté le test. Elle a fait le test. Et le test a confirmé son doute.

Lui, il est ailleurs… Mais machinalement, il regarde son portable, qu'il brandit :

« Eh ! Les gars ! Regardez-moi ça ! Plein de messages de ma meuf ! »

Alors, devant ses potes, il fanfaronne, les propos grivois fusent. Il montre des photos intimes… et on reprend des bières.

Elle n'envoie plus de messages. Elle pleure. Elle n'a jamais été aussi seule.

Au petit matin, il rentre. Il est mal en point. Il est saoul. Alors, elle crie : « Kévin, je suis enceinte ! » Il relève la tête : « Salope ! » Il s'affale et s'endort. Elle pleure. Il va dormir vingt heures de suite. Elle, pendant ce temps-là, poursuit sa tâche d'auxiliaire de vie auprès de personnes âgées dépendantes.

Elle pense à cette grossesse. Après tout, elle aime bien les enfants, alors pourquoi pas ? Elle va lui en parler. Quand il sera plus réceptif, parce qu'il est très gentil… s'il n'y avait pas les potes et les bières.

Ce soir, enfin, ils se parlent. Il se sent dépassé. « Débarrasse-toi de ça ! » Elle aussi se sent dépassée. La seule chose dont elle est sûre, c'est qu'il faut cacher tout ça. Personne ne doit le savoir. Mais tout de même… Elle préfère attendre.

Alors lui insiste, fait pression, se fâche. Elle pleure, ça l'agace. Et le temps passe. Elle est acculée. Elle pleure… Elle se sent abandonnée.

Il finit par la déposer devant le Planning familial, dont elle franchit la porte seule. Il n'est jamais revenu la chercher.

Elle me raconte tout ça, et elle pleure.

Les services sociaux

Nuit de garde. 2 heures du matin.

« Allô, Docteur ? Ah, c'est vous, Docteur, pouvez-vous venir ? Je souffre affreusement, je n'en peux plus. S'il vous plaît… »

J'arrive aussi vite que possible. Je connais bien la famille. Cette nuit-là, la mère se tord de douleur dans son lit. C'est elle qui m'a appelé. Elle fait certainement une occlusion intestinale. Le risque est majeur. Elle est en état de choc. J'appelle l'ambulance et on la transfère aux urgences chirurgicales. Se pose alors le problème des cinq jeunes enfants, âgés de 3 à 8 ans. Le père est parti. Ni voisin ni famille proche. Je ne peux pas les laisser seuls. Alors je les embarque dans ma voiture et les conduis à l'hôpital local, où ils sont hébergés et choyés pour la fin de la nuit.

Les services sociaux prennent le relais le lendemain matin. Dans l'après-midi, l'assistante sociale m'appelle, elle est outrée :

« Ce que vous avez fait là est inadmissible ! Vous n'aviez pas à hospitaliser les enfants ! Vous devez passer par nous !

— Mais, Madame, je vous ai appelée cette nuit, vous n'avez pas répondu... »

Silence courroucé.

Clac. Elle a raccroché.

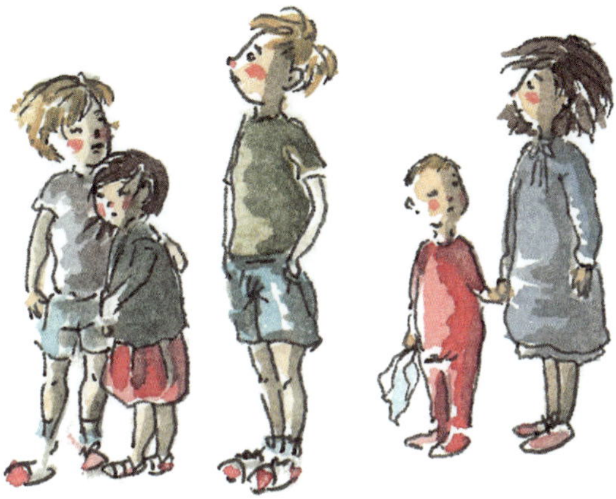

Culotté !

Ce matin-là, je ne suis pas présent à mon bureau, car j'effectue des visites à domicile. Un homme se présente au secrétariat du cabinet médical, salue courtoisement la secrétaire, bifurque, entre d'autorité dans mon bureau, s'y enferme à double tour, dérobe ma « caisse » puis s'échappe par la fenêtre avant de disparaître dans les jardins alentour... Quel culot !

La musique rap

Le juge a condamné le jeune homme à un suivi médical hebdomadaire. Chaque vendredi, depuis douze mois, je me rends donc au domicile du prévenu. Un sevrage est

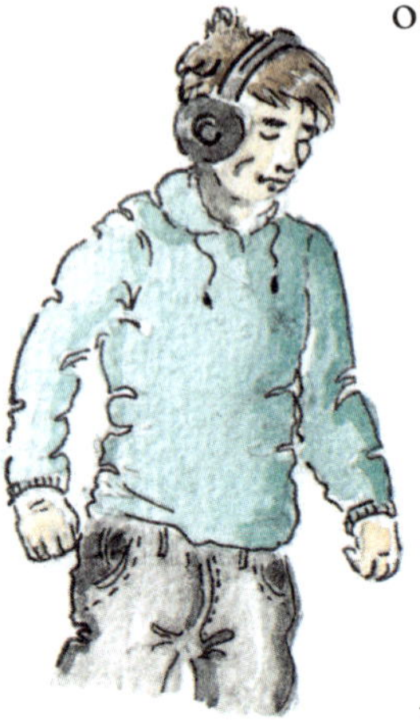

obtenu pendant plus d'une année consécutive. Le patient joue le jeu. On commence à y croire.

Mais, ce matin-là, il a failli : il a allumé son poste de radio. Pourtant, depuis treize mois, il se l'interdisait et il tenait bon !

Il a flanché. Quand il a entendu la musique rap, instantanément, les addictions se sont ravivées. La musique a battu le rappel et, le week-end suivant, il s'est rendu dans une rave party. On ne l'a jamais revu.

L'avocat

« C'est mon avocat qui m'a dit de venir vous voir, Docteur. Je dois me présenter lundi matin au centre de détention de Saint-Malo pour y être incarcéré pendant deux mois. Avec un certificat médical, je ne serai pas obligé de purger ma peine de prison. Alors, voilà, je viens chercher un certificat. Mon avocat m'a dit que vous n'avez qu'à marquer que j'ai une sciatique paralysante ou quelque chose comme ça. Vous avez l'habitude ! »

J'ai refusé. Le consultant a purgé sa peine… et toute sa famille a changé de médecin.

L'anémie

Les services sociaux de la mairie m'ont demandé de passer voir une très vieille dame chez elle, dans son bel appartement du centre-ville.

Elle est d'une pâleur cadavérique. La prise de sang, effectuée à l'hôpital Gardiner où on l'a conduite, confirme une anémie à 3,8 grammes d'hémoglobine par carence alimentaire.

Depuis plusieurs années, la vieille dame ne mange plus que du pain. Par pauvreté ou par avarice ? On ne l'a jamais su.

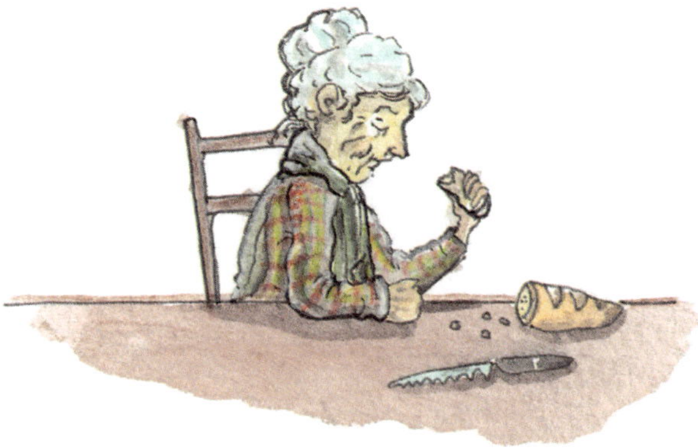

Les renardeaux

« Ah, mais puisque je vous dis que je vois des petits renards qui s'ébattent sur la pelouse, là, sous ma fenêtre ! Mais si, je vous dis !

— Mais non, mais non ! » Soupir lassé de l'infirmière. « Calmez-vous ! Il n'y a pas de renard, voyons ! Voilà. Prenez vos médicaments. Voilààà… Je reviens ce soir. »

La pauvre vieille dame n'a plus trop sa tête. Le matin, on la lève, on la lave et on la traîne jusqu'à son fauteuil, devant la fenêtre du jardinet. Là, on l'assoit sur son change complet jusqu'au soir. Et elle reste ainsi toute la journée, seule… Heureusement, une auxiliaire de vie repasse en coup de vent deux fois encore dans la journée avant de la coucher. Un jour, elle aussi a vu les renardeaux.

Quand la renarde a compris qu'elle avait été repérée, elle a emmené sa nichée en lieu sûr. On n'a jamais su par où elle réussissait à s'introduire dans le jardinet clos de hauts murs. Et comment elle a fait pour emmener ses petits ailleurs.

En voulant nettoyer le cabanon de jardin où avaient grandi les renardeaux, l'auxiliaire de vie a été méchamment piquée par des puces et a attrapé la gale sarcoptique. Depuis 2015, en effet, une épidémie de gale sarcoptique touchait la population vulpine du département. On a eu toutes les peines du monde à la soigner.

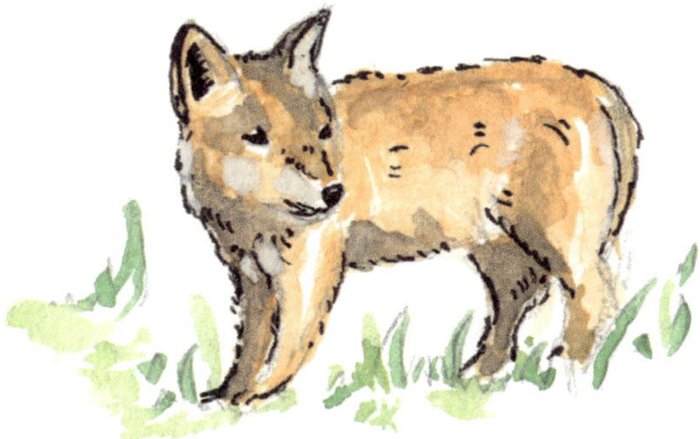

La fin du monde

Demain, on passe à l'euro. Si bien que, depuis un an, il prépare ce moment historique.

Il a confectionné une cachette dans un coin de son grenier et depuis un an, à chaque fois qu'il le peut, il y dépose des billets de banque en francs. On ne sait jamais…

Le cadenas

Le portail est toujours bien fermé par un solide cadenas. Il y a tant de gens malveillants, surtout à Dinard ! Il faut bien se défendre. « Qu'on ne s'approche pas, ou je tire avec mon fusil de chasse ! »

Le vieux couple vit là, dans l'incurie totale. On a bien essayé de faire intervenir des aides-ménagères, mais ce sont toutes des « voleuses ». Il y en a même une qui a dérobé un lavement évacuateur que l'on utilise quand l'un des deux époux est constipé un peu trop longtemps.

On aurait bien voulu changer le matelas imbibé d'urine, mais la vieille dame aurait eu trop de chagrin : son père le lui a offert pour leur mariage !

Je passe régulièrement les voir. Pour l'instant, ils ne m'ont pas encore accusé de vol. Ils me font bon accueil, mais ils refusent d'ouvrir le portail. Peut-être que la clé du cadenas, introuvable, a été volée ? Alors à chaque fois, j'escalade le fichu portail qui, heureusement, n'est pas très haut. Je lance d'abord ma trousse de médecin par-dessus la barrière en essayant de ne rien endommager, puis je grimpe.

Chaque année, j'ajoute donc l'achat de dix pantalons neufs dans mes frais professionnels. Le fisc l'accepte sans problème.

Les varices

La police municipale, toutes sirènes hurlantes, fonce en direction de la baie du Prieuré. En ce jour d'hiver glacial, un individu a été aperçu se dirigeant vers le fond de la baie envasée, inconscient du danger. Heureusement, la police parvient à le sortir de ce mauvais pas. Interrogé sur sa présence en ces lieux dangereux, il répond aux policiers : « C'est le docteur Ferrieu qui m'a demandé de marcher dans l'eau de mer. “C'est bon pour les varices” m'a-t-il dit. »

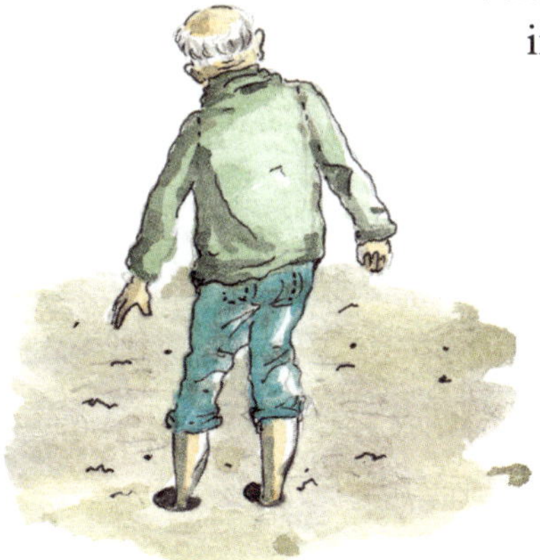

La pêche au bar

Le bar aime le courant. Il n'y a donc pas de meilleur endroit que le barrage de la Rance pour le pêcher. La mer, en montant, entraîne les turbines de l'usine marémotrice en provoquant un puissant tourbillon où affluent les poissons. Les pêcheurs, du haut du barrage, lancent leurs lignes dans ce tourbillon.

Ce jour-là, les conditions météorologiques sont excellentes. Les pêcheurs sont si nombreux qu'on pourrait croire que se déroule un concours de pêche !

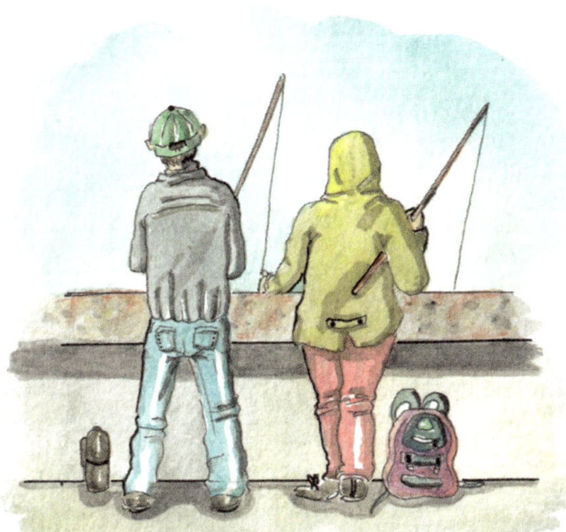

La jeune femme, le visage fermé, se faufile en haut du barrage entre deux pêcheurs, salue celui de droite, salue celui de gauche, puis plonge, tête la première, dans les tourbillons et les remous.

Elle ne réapparaîtra jamais.

C'est son mari qui me fait ce récit, la gorge serrée.

2. Le « beau monde »…

Je savais certains habitués de Dinard d'un très haut niveau socio-économique, avec toutes les exigences qui en découlent. Certaines réactions que l'on me rapporta me donnèrent raison :

« C'est inadmissible ! Le docteur Ferrieu est encore en vacances, et pendant quinze jours, en plein mois d'août ! Vraiment, c'est inadmissible ! »

Hôtel cinq étoiles

5 heures du matin, une nuit de garde.

« Allô, le médecin de garde ? Ici le Grand Hôtel. Un de nos clients est au plus mal. Pourriez-vous venir rapidement s'il vous plaît ? »

Le groom me conduit dans la suite du patient. Le pauvre vieux monsieur a essayé de patienter toute la nuit, mais il ne tient plus. Il présente une rétention aiguë d'urine. Il est au supplice.

Je ne peux rien pour lui. Aussi je lui propose de l'emmener aux urgences et je l'invite à monter dans ma voiture. À ce moment-là, je le vois examiner mon véhicule, atterré. Il souffre le martyre, mais monter dans ma voiture, une modeste 104 Peugeot plus très jeune, est une souffrance pire encore pour lui !

Quelques jours plus tard, je me rends à l'hôpital pour prendre de ses nouvelles. Il va bien. Au moment de le quitter, il s'inquiète pour moi : « Mais dites-moi, Docteur, comment vont vos affaires ? Avez-vous ce qu'il faut pour vivre ? »

Je le sens pris de pitié pour moi. Je vois bien qu'il juge ma condition misérable… J'apprendrai plus tard que mon vieux patient est à la tête d'une grande marque de voitures françaises. Il n'était jamais monté dans un véhicule aussi humble et n'imaginait pas qu'un médecin puisse se satisfaire d'une 104 Peugeot.

La transhumance estivale

Le Versaillais ou le Parisien du 16e arrondissement en vacances peuvent avoir un comportement déconcertant.

« Alors, cher Docteurrrr, quels sont vos honoraireeees ? »

« Ah ! » fait-il étonné en entendant ma réponse.

Il range son gros billet, en sort un autre d'un montant bien plus modique et me le tend.

« Voilà. Gardez la monnaie, cher Docteurrrr ! »

*

« Cher Docteur, vous voudrez bien transmettre vos honoraires à mon secrétariaaaaat… »

*

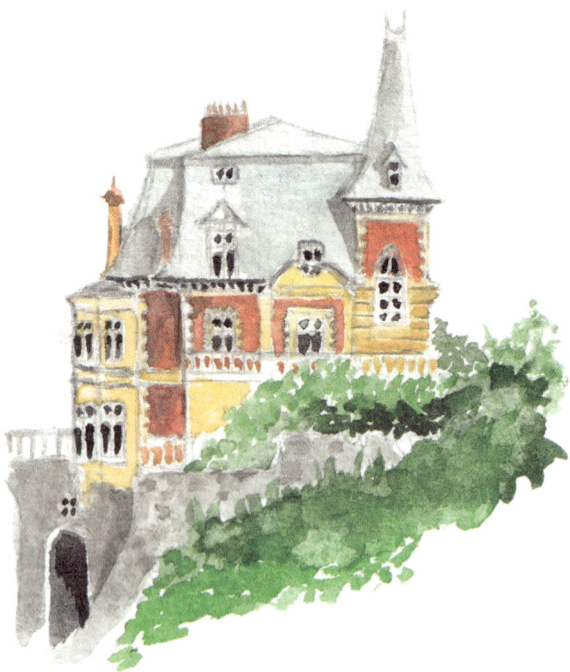

Un Parisien du 16ᵉ arrondissement en vacances s'adresse à notre secrétaire :

« Chère Madame, vous seriez très aimable de m'indiquer un pédiâââtre… »

Elle lui répond.

« Ah !, s'étonne-t-il, dépité, il n'y a que des généralistes ? »

Pour ce Parisien, comme pour beaucoup de gens, il est inimaginable de confier sa santé à des médecins qu'il considère comme « bas de gamme. » On comprend mieux la frustration des médecins généralistes et leur désir de revalorisation…

Pour bien exercer la médecine générale, la condition *sine qua non* est d'avoir la confiance des gens, voire de se sentir apprécié et aimé d'eux.

La miliaire carcinomateuse

Je traverse le parc de la villa pour regagner ma voiture. Je passe entre les buis bien taillés et avance tête baissée. Je suis préoccupé par l'état du patient que je viens de quitter. Je me retrouve soudain nez à nez avec son gendre.

« Alors, Docteurrrr, que pensez-vous de l'état de mon beau-pèèère ? »

Je décris la radiographie. Les poumons sont truffés de multiples lésions péjoratives (ce que l'on appelle l'« image radiologique de miliaire »). Le pronostic est mauvais.

« Docteur, vous me voyez choqué ! Comment pouvez-vous dire ça, vous qui n'êtes qu'un modeste petit généraliste ! Mon beau-pèrrrre est suivi par notre ami, le professeurrrr Savant, qui le voit très régulièrement ! Vous me voyez fort contrarié ! Désormais, je vous demande de ne plus venir nous importuner ! »

Le patient décéda un mois après son retour à Paris. Le grand professeur ne put rien faire.

Pendant l'hiver qui suivit, la veuve de ce monsieur est venue me voir pour me présenter les excuses de son gendre.

Ma chère 104 Peugeot

« Où vais-je me garer ? » Je roule lentement sur le parking privé de la grande villa. J'hésite. Peut-être là ? Ou là ? Finalement, je stoppe ma voiture à côté d'un véritable monstre, deux fois plus gros que ma 104 Peugeot. Peut-être même trois fois plus gros. Je n'aimerais pas en être le conducteur ! Quel véhicule mal commode !

Je lis sur le capot : « Cadillac » et sur les autres voitures, je vois inscrit « Jaguar », « BMW », « Land Rover », « Porsche » et peut-être même d'autres marques qui me sont inconnues.

« Entrez, cher Docteurrr, entrez, nous vous attendions. Mais comment êtes-vous venu ? Je ne vois pas votre voituuure… »

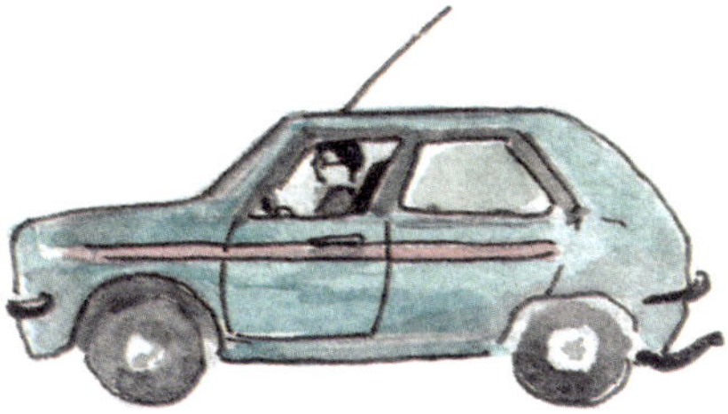

Les chats de la duchesse

C'est une magnifique vieille demeure, somptueuse, regorgeant de trésors, d'œuvres d'art… et de chats.

Il y en a partout. Qui me frôlent, qui se frottent à moi. Je les entends miauler de toutes parts. Et, partout, l'Odeur, l'effrayante Odeur d'urine de chat qui imprègne les parquets à la Versailles.

La dame de compagnie, de petite noblesse française ruinée, me conduit vers la vieille dame souffrante dont elle a la garde. C'est dans cette étonnante demeure qu'on la cache. Sa famille, richissime, de grande noblesse italienne, l'a installée là, avec sa centaine de chats malpropres.

Elle trône dans une bergère défraîchie. Elle est cramoisie et hirsute. Ce soir, la vieille duchesse a grand besoin d'un avis médical.

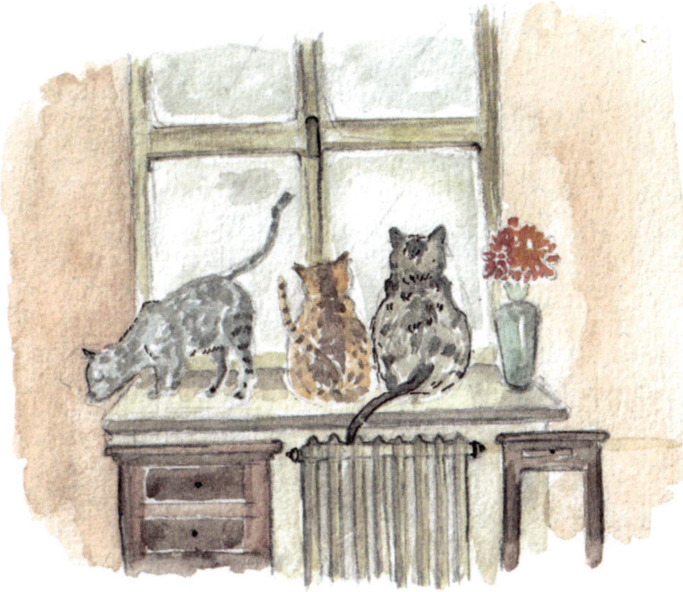

Le métier qui paye

Un jour, mon épouse et moi-même dînons chez des amis. Je fais la connaissance d'un homme d'affaires. La conversation est, dans un premier temps, fort agréable. Nous refaisons le monde. Mais, rapidement, je perçois un réel mépris et beaucoup de dédain chez mon interlocuteur.

« Vraiment, vous, les médecins, vous ne savez pas faire valoir vos compétences. Vos honoraires sont ridicules.

— Pas tant que ça , vous savez, pas tant que ça », répondis-je. « Pour ma part, j'amasse des trésors… de gratitude ! »

La constipation

C'est une très vieille dame, très chic, très classe et très vieille France. Mais elle est constipée.

De toute la pharmacopée, je choisis pour elle un mucilage. Cela me paraît une excellente idée : je vais ainsi lui éviter les désagréments et les mauvaises surprises des laxatifs dits « drastiques ».

J'indique à ma patiente comment avaler, chaque matin, ces petites graines naturelles et je lui explique qu'une fois dans l'intestin, elles absorberont l'eau et gonfleront jusqu'à dix fois leur volume initial, provoquant ainsi une tension des parois du tube digestif et la restauration du transit en douceur. Ma démonstration lui plaît !

Mais un matin, les petites graines restent coincées au milieu de l'œsophage. Plus moyen de déglutir ! Alors, à grand renfort de verres d'eau, elle entreprend de faire descendre les graines de mucilage rebelles. Non seulement elles ne bougent pas, mais surtout, elles remplissent leur mission : elles gonflent, et gonflent, et gonflent…

La patiente étouffe, suffoque. Elle a tout juste le temps de décrocher le téléphone et la standardiste réussit, par miracle, à comprendre l'adresse.

Le Samu arrive *in extremis* et le médecin réussit à désobstruer l'œsophage. Il s'en est fallu de très peu.

Le cancer de la langue

En consultation.

Il entre, affolé, dans mon bureau. Sa femme et ses deux filles l'accompagnent. Elles ont les yeux rougis.

La famille semble très aisée.

« Regardez, Docteur ! »

Il me montre sa langue.

« Voyez ! »

Je regarde, je regarde encore... et ne vois rien d'inquiétant.

« Mais si, Docteur, regardez ! »

Je regarde...

« Vous ne voyez donc pas les petites tumeurs à la base de la langue ? »

Je demande alors à son épouse et à ses filles de tirer la langue. Elles présentent les mêmes anomalies.

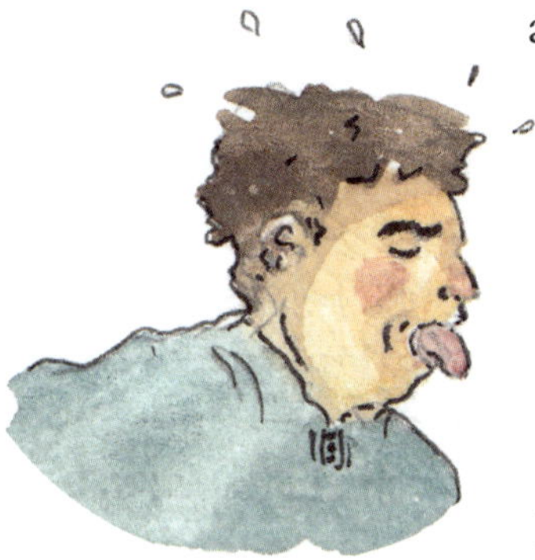

« Vous voyez, lui dis-je, ce que vous pensez être de petites tumeurs ne sont ni plus ni moins que de grosses papilles gustatives disposées en V à la base de la langue, ce que l'on appelle en anatomie le "V lingual". Nous avons tous un V lingual ! »

Le monsieur est furieux.

« Docteur, je ne vous salue pas. Demain, j'ai rendez-vous avec un grand professeur de médecine à Paris, d'un tout autre niveau que cette médecine bas de gamme que vous incarnez. »

Il quitte précipitamment mon bureau et, dans sa fureur, en oublie de régler les honoraires de la consultation.

La lutte des classes

En consultation.

« Ah ! Docteur, faites-moi un arrêt de travail ! J'ai toujours beaucoup travaillé, je n'ai jamais compté mes heures, je n'ai jamais pris de vacances, je ne me suis jamais plainte... Mais cette fois-ci, je n'en peux plus !

« Comme je n'ai pas l'âge de la retraite, je suis devenue aide-ménagère à la mairie. Maintenant, je bénéficie de congés payés, de repos, de récupération… Mais je ne suis pas heureuse.

« À l'âge de 16 ans, mes parents m'ont placée dans une grande maison, chez une comtesse. J'y suis restée trente-six ans. Vous me croirez si vous voulez, Docteur, mais j'étais comblée. J'aimais bien Madame, et elle m'aimait bien. J'appréciais aussi sa famille et tous ses petits-enfants, et ils me le rendaient bien… J'allais en vacances avec eux, pour les servir. Ils sont les enfants que je n'ai jamais eus. Parce qu'avec le Gustave, ça n'a jamais marché, on n'a pas pu avoir de petiot. »

Il n'aurait pas fallu qu'ils me manquent de respect. Ah ! ça non, Madame n'aurait pas supporté ! Mais voilà, Madame est décédée il y a deux ans. Elle est tombée dans les douves du château. Alors il a fallu partager l'héritage. Il n'y avait plus trop de bien. Personne n'a pu reprendre la propriété. Elle a été vendue.

« Ah ! j'ai pleuré. On a tous pleuré… Maintenant, j'ai une petite maison dans le bourg. Ils viennent me voir de temps à autre pour me présenter les nouveau-nés. Docteur, pour moi qui ai connu une grande maison, ici, c'est l'enfer ! Ils me font trimer et n'ont aucune considération pour moi. Docteur, faites-moi un arrêt de travail, s'il vous plaît… »

Les temps sont durs

La patiente assure l'entretien d'une grande maison. Elle aimerait une augmentation de salaire.

Elle prend son courage à deux mains et en fait la requête à sa patronne, qui lui répond : « Vous savez, ma petite, pour nous aussi, cela devient dur. Les prix pratiqués à l'hôtel Drouot ont beaucoup augmenté ! »

Ma patiente semble très abattue. J'essaie de la réconforter.

Ah, Paris !

« Allô, Docteur, je vous appelle de Paris. Je vous ai consulté cet été. Je suis suivi par l'équipe du professeur Savant, à l'hôpital Rothschild. J'aimerais bien avoir votre avis sur mon nouveau traitement. »

Beaucoup de Parisiens en villégiature en province viennent ainsi consulter un « petit généraliste » pour se faire expliquer leurs pathologies et leurs traitements.

Le casino

D'un geste précis, elle remet en ordre son chignon très chic. Elle ajuste la veste de son tailleur très classe, s'assoit et attend. Alors, je marmonne, gêné :

« Je crois que vous me devez 42 francs…

— Parfait, me dit-elle. Vous voudrez bien envoyer la note à mon curateur ? »

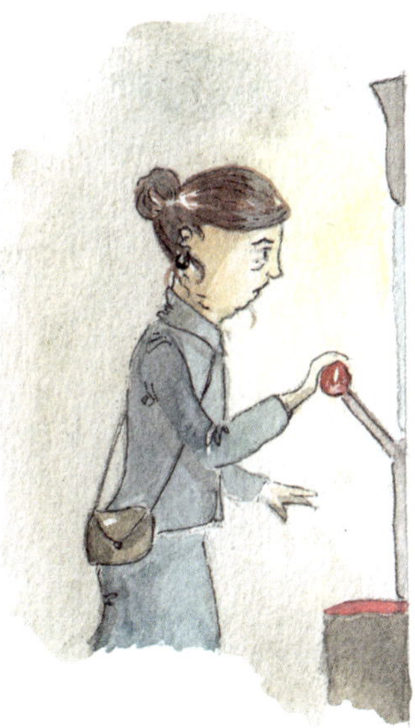

Je la regarde, stupéfait. Malgré tout son chic, elle ne peut pas me régler la consultation, car elle n'a plus accès à ses comptes bancaires.

J'apprendrai un peu plus tard qu'elle est interdite de casino.

Tout au long de ma carrière sur la côte d'Émeraude, j'ai rencontré beaucoup de joueurs pathologiques comme elle.

Le Concours hippique international olympique de Dinard

Le speaker annonce : « *On the round* pour la France ! Michel Robert montant le cheval Jan de la Tourrrr ! »

Le public acclame… puis se tait. Dans un silence angoissant, le célèbre cavalier s'élance sur le long parcours du grand derby de Dinard. Il mène un train d'enfer. Mais le chrono est pulvérisé ! Le vainqueur rentre au paddock sous l'ovation de la foule.

Le speaker appelle alors avec insistance :

« Le médecin de garde est demandé au paddock de toute urgence. »

Je me précipite. Michel Robert a les deux biceps tétanisés tant le cheval fougueux a « tiré » pendant ce parcours fou.

« Dépêchez-vous, me dit le cavalier, je repars dans vingt minutes. »

⋆

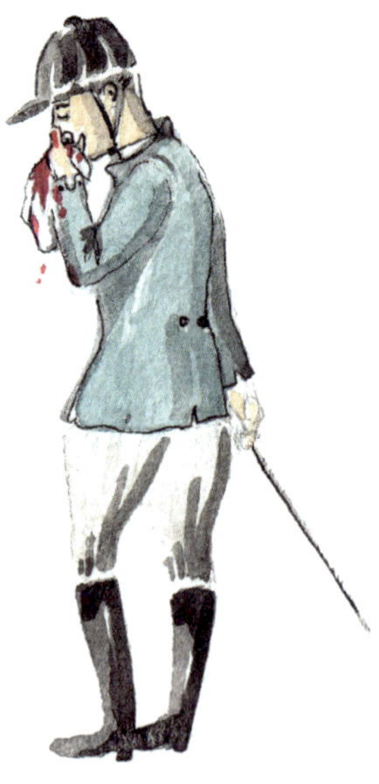

Un peu plus tard, on m'appelle de nouveau. Là, c'est le genou du cavalier Hubert Parot qui est luxé une nouvelle fois.

« Ce n'est pas grave, me dit-il, j'ai l'habitude et, à cheval, je ne boite pas ! »

On le hisse sur sa monture et le voilà reparti !

⋆

Un peu plus tard encore, en entrant en piste, un Néerlandais se fracasse le nez et la lèvre supérieure contre l'encolure de son cheval qui, énervé, l'avait relevée brutalement. Le cavalier saigne beaucoup. Je me précipite. J'essaie de poser des stéri-strip, mais en vain. Le voilà qui s'élance déjà, le visage en sang.

Pendant ce temps-là, le « sorcier brésilien » – le grand champion Nelson Pessoa –, dans un calme impressionnant, commence à détendre la jument Miss Moet. Ils s'apprêtent tous deux à franchir 2 mètres 20…

*

Je fus le médecin officiel du Concours hippique international olympique de Dinard pendant de très nombreuses années. Ce fut pour moi un grand bonheur, car je suis passionné par les chevaux de sport. Heureusement, il n'y a jamais eu d'accident grave, car à l'époque, je ne disposais en tout et pour tout que d'un désinfectant et d'un peu de sparadrap… On était loin des équipes médicales actuelles !

Le club

« Mais enfin, Docteur, on ne vous voit jamais au club ! »

Je ne sais pas de quoi il parle. S'agit-il du yacht-club de Dinard ? Du bridge-club de Dinard ? Du golf-club de Dinard ? Du tennis-club de Dinard ? De la société hippique de Dinard ? Du Rotary-club de Dinard ? Ou bien encore d'un autre club ?

La grande plage

Il fait chaud… C'est un jour de grande affluence à Dinard. En maillot de bain, je tire tant bien que mal six de mes petits-enfants vers le bord de mer. Je suis chargé de bouées, de pelles et de seaux.

Surtout, ne pas laisser s'égarer un bambin, mes filles ne me le pardonneraient pas.

C'est à ce moment-là qu'il me saute dessus et me demande, la voix chargée d'angoisse, avec une forte intonation versaillaise :

« Docteur, justement, je voulais vous voir ! Je me sens très essoufflé ces derniers temps. Vous croyez que c'est grave ? »

Du coup, le docteur a perdu les jumeaux.

Tant pis pour la distance, désormais, il emmènera sa famille sur des plages éloignées du cabinet médical.

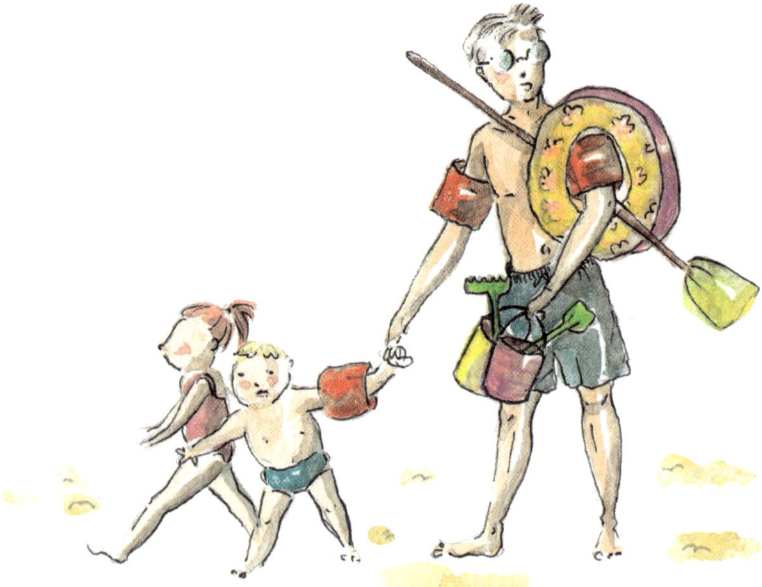

Ce fut là le théâtre de mes débuts. Il me fallut apprendre l'humilité, la modestie, l'humour, la patience et, surtout, la modération, toutes vertus que, précisément, je ne possédais pas… Ce ne fut pas chose facile.

PARTIE III

TRÈS CHER DOCTEUR…

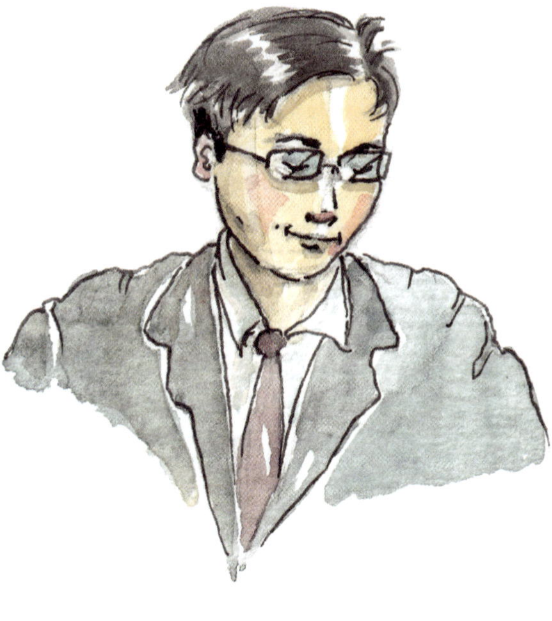

1. Médecin de famille

À Dinard, je compris que la « perle de la côte d'Émeraude » n'avait aucun pouvoir sur le bien-être ou le mal-être des gens, sur le bonheur ou le malheur, sur la santé ou la maladie... J'y découvris que le malheur n'épargne personne.

Je compris aussi que la vie de quelqu'un, même dans l'abondance, ne dépend pas de ce qu'il possède.

J'y devins un « vrai » médecin traitant. J'entrai au cœur des familles. Je devins le témoin de beaucoup d'événements, heureux ou malheureux...

1. Le professeur Turpin

Les longues matinées de visites à domicile et les interminables après-midi de consultations commencèrent à s'enchaîner. Je mesurai rapidement à quel point la charge était lourde. Je me souvins alors du professeur Turpin.

Je ne crois pas à la vocation spontanée. Les jeunes étudiants en médecine qui, sur un ton péremptoire, affirment qu'ils seront l'un cardiologue, l'autre chirurgien orthopédique, l'autre néphrologue, l'autre encore ceci ou cela, me font sourire. Je leur dis qu'un jour, pendant leur cursus hospitalo-universitaire, ils rencontreront un grand maître en médecine auquel ils voudront ressembler. C'est de lui que naîtra la vocation.

Le professeur Turpin fut « mon » grand maître. Il cumulait les agrégations en neurologie, mais aussi en psychiatrie, en endocrinologie et en médecine interne. Cela lui donnait une vision globale et inégalée de la personne.

Le jour de la rentrée universitaire des étudiants en troisième année de médecine dont il avait la charge, il nous convoqua tous dans le grand amphithéâtre. Il ne manquait personne. Nous avions bien conscience d'« entrer » enfin en médecine. Pendant les deux premières années, nous avions étudié les sciences fondamentales qui nous permettraient d'accéder au savoir médical. Ce jour-là, nous allions enfin débuter la sémiologie (l'étude des signes) et faire nos premiers pas à l'hôpital. C'était un grand jour !

Lorsqu'il entra dans l'amphithéâtre, un silence respectueux se fit. Du haut de son pupitre, il balaya du regard les étudiants tassés dans les gradins. Sans un mot. Cela dura longtemps… On attendait ses paroles.

Tout à coup, il tendit un doigt vengeur vers la foule des étudiants et, d'une voix menaçante, s'écria :

« Si, parmi vous, il y en a un qui a choisi de faire médecine par idéal, qu'il parte immédiatement ! »

Nous venions d'avoir 20 ans. Nous comprîmes parfaitement le message : nous allions nous préparer à vivre avec la souffrance…

*

En consultation.

« Vous ne devez pas porter le deuil des autres », nous avait prévenus le professeur Turpin. C'est un point important que les personnels soignants ont généralement bien intégré. La preuve…

« Docteur, je porte plainte contre votre établissement ! Pendant que ma mère était en train de mourir, j'entendais le personnel soignant rire aux éclats ! C'est d'un irrespect effroyable ! Comment pouvez-vous laisser faire cela ? »

2. Le patchwork de consultations

Je n'aurais pas aimé être le spécialiste du genou, le spécialiste de la thyroïde, le spécialiste d'un morceau de l'être.

Ce que j'ai aimé par-dessus tout, et ce à quoi je me suis le plus employé, ça a été de gagner la confiance des gens. J'avais un besoin, jamais assouvi, d'être aimé par eux. Cet état d'esprit me rendait très sensible à la critique, qui ne manqua pas. Ce fut une réelle difficulté pour moi.

Les consultations se succédaient sans ordre hiérarchique. On pouvait passer d'un motif de consultation futile à un motif de consultation dramatique sans pouvoir montrer la moindre émotion. Il fallait rester stoïque.

Le fromage ou la vie ?

« Bonjour, Docteur. Voilà, je suis conviée à un mariage et j'aimerais bien y aller. Mais pensez-vous que je pourrai manger du fromage ? »

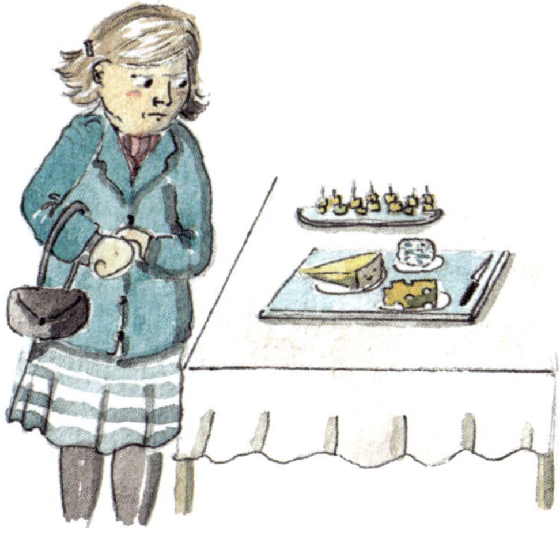

La petite fille à la balançoire

Cet après-midi-là, la consultation est très chargée et les gens s'impatientent dans la salle d'attente.

Un appel tragique survient : une petite fille de 5 ans vient d'être retrouvée étranglée avec la corde de sa balançoire. Je plaque tout. Je file. J'arrive avant les pompiers. Je tente la respiration artificielle, le massage cardiaque, je force les gestes… En vain.

Les secours arrivent et je repars à ma consultation.

« C'est un scandale, Docteur ! Vous nous avez laissés poireauter pendant plus d'une heure ! »

Le patient scandalisé n'a pas remarqué les petites taches de sang qui maculent ma chemise blanche ni les petits fragments de poumon collés sur mes lunettes. Ils ont été crachés par la petite fille lors de mon massage cardiaque désespéré.

Ainsi va la vie…

Beaucoup plus tard se développèrent les soins palliatifs avec leurs équipes mobiles. Beaucoup plus tard…

Mais à ce moment-là, je fus débordé. Je ne sus comment faire. Je n'eus d'autre choix que de la transférer à l'hôpital. Pourtant, je lui avais promis de tout faire pour qu'elle puisse rester chez elle jusqu'au bout. Elle voulait demeurer auprès de son mari et de ses deux enfants. Elle avait 36 ans. Elle savait qu'elle allait mourir et ne voulait pas être séparée d'eux.

Mais les multiples métastases en décidèrent autrement. Je ne pus respecter mon engagement. Je la fis admettre en milieu hospitalier.

J'entends encore les cris déchirants de ses deux tout jeunes enfants s'accrochant au brancard pour le retenir, j'entends encore la jeune mère essayer, en vain, de les rassurer :

« Je reviens dans quelques jours, les enfants, ne vous inquiétez pas. Cela va passer très vite… »

L'ambulance emporta la maman.

Elle revint effectivement dix jours plus tard, mais pour être enterrée.

Sémiologie de la douleur

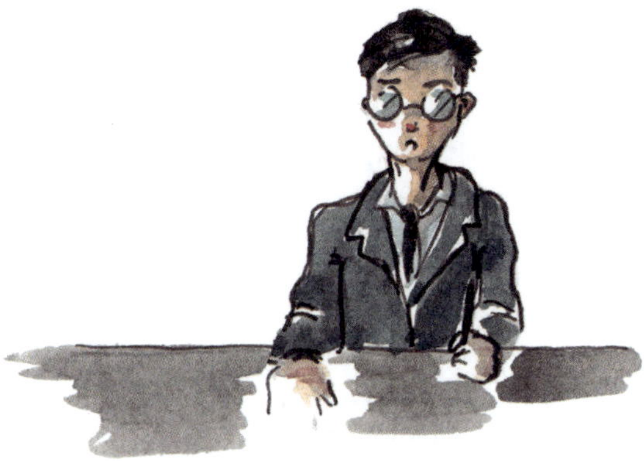

« Alors, Docteur, je suis revenu vous voir parce que, depuis notre dernier échange, je suis perplexe. Voilà, souvenez-vous, vous m'avez posé une question à laquelle je n'ai pas pu répondre. À vrai dire, je ne m'attendais pas à une telle question. Vous m'avez surpris et même, pris de court. J'étais décontenancé. Je me demande pourquoi vous m'avez de la sorte questionné. Comment pouvais-je vous répondre ? Et, aujourd'hui encore, je cherche la réponse. Vous m'avez demandé si je souffrais. Que répondre à ça ? Est-ce que je souffre ? Peut-on dire que je souffre ?

« Mais qu'est-ce que la douleur ? Comment puis-je répondre à une question concernant un problème mal défini ? Qu'entendez-vous par le mot *douleur* ? Est-ce une sensation, mais alors comment l'analyser ? Est-ce un état d'esprit, mais alors, suis-je objectif ? Est-ce une réalité physique, mais alors quel en est l'impact sur ma vie ? La question est ambiguë. Je souffre physiquement ou je souffre psychologiquement ?

« Vous voyez, Docteur, votre question nécessite une réponse nuancée. Alors, depuis quinze jours, je réfléchis à la réponse que je pourrais vous donner aujourd'hui. Je pense avoir trouvé la réponse et je vous l'apporte maintenant. Je l'apporte enfin parce que je pense qu'elle vous aidera à mieux analyser mon cas et, en même temps, cette non-réponse de ma part a dû certainement vous déstabiliser. Je cherche à vous aider, Docteur… Alors, voilà. À la question "Est-ce que vous souffrez ?", je peux vous dire aujourd'hui que, oui, on peut considérer que je souffre.

— Je comprends…

Trop tard

Je sonne à la porte.

« Ah, Docteur, vous voilà enfin ! Merci d'être venu ! Mon mari a passé une très mauvaise nuit. Depuis plusieurs jours, il m'inquiète. Venez, suivez-moi. »

Elle me conduit vers lui.

« Mon chéri, voilà le médecin ! »

J'entre dans la chambre. Je me penche et observe le patient. Il est décédé.

Le viager

« Docteur, je viens vous consulter au sujet de Madame Rondel, que vous connaissez bien… Je me fais du souci pour elle. Je voudrais savoir, comment la trouvez-vous ?

— Vous êtes un membre de sa famille ?

— C'est-à-dire, pas vraiment. Voilà, j'ai acheté sa maison en viager. Alors, vous comprenez, Docteur…

— Rassurez-vous, Dinard est la ville de France où l'on vit le plus vieux ! »

Le match de football

Ce soir a lieu un très grand match de football. Toute la France retient son souffle. Pour rien au monde, il ne manquerait la compétition. Sa femme, elle, ne comprend rien à ce sport de « brutes », elle préfère la lecture. Alors ils s'installent, lui devant la télévision avec quelques bières et des chips, elle, dans son lit avec un roman palpitant.

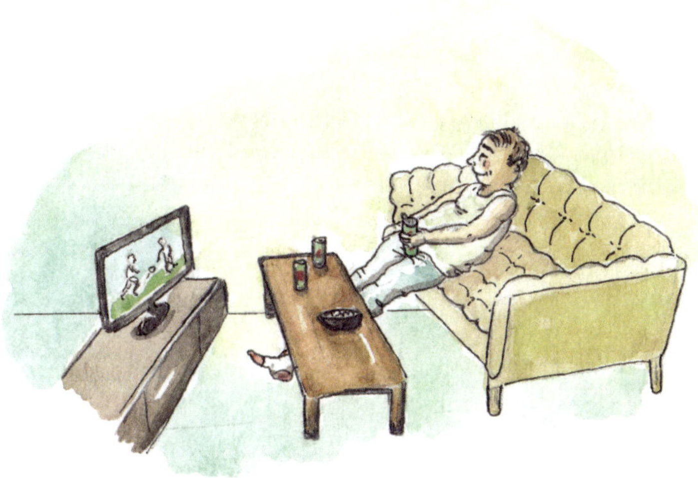

Le match a été à la hauteur des espérances et, tard dans la nuit, il se glisse dans le lit en prenant bien garde de ne pas la réveiller.

Le matin venu, sans bruit, elle se lève et se met à ranger le désordre qu'a laissé son mari. Et quel désordre ! Le match a dû être stressant, le grand nombre de bouteilles de bière vides l'atteste. Elle range en silence. Surtout, pense-t-elle, ne pas le réveiller. La nuit a vraiment été dure. Il a vraiment besoin de repos. Elle patiente… Elle patiente encore et encore.

Là, cette fois-ci, il exagère. Elle va le réveiller. Elle le secoue. « Réveille-toi, chéri ! »

Il a quitté ce monde.

Histoire de famille

Une autre nuit de garde, 1 heure du matin.

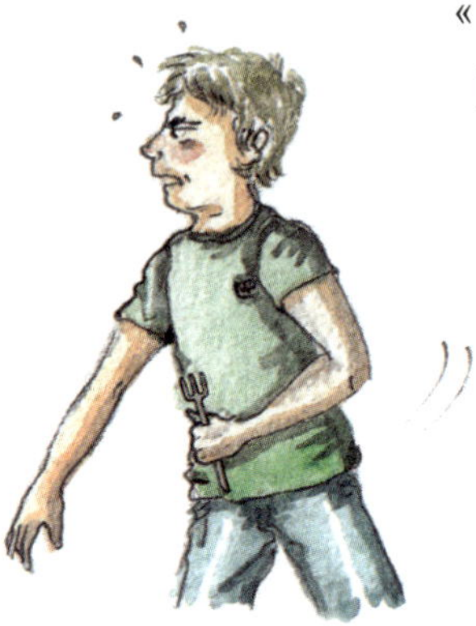

« Venez, Docteur, venez vite ! Mes parents se battent ! Faites vite ! »

J'arrive aussi rapidement que possible. Les parents en sont effectivement aux mains. À ma vue, le combat cesse. Je tente une négociation apaisante. Succès ! Instantanément, les parents se réconcilient et, d'un commun accord, me sautent dessus. L'un d'eux tente de m'enfoncer une fourchette dans le cou. Mais finalement, il renonce et me laisse partir, ce que je fais en toute hâte.

Je file raconter l'histoire à la police, qui soupire…

Le prix à payer

« Voilà, Docteur. L'autre jour, je n'avais pas rendez-vous, mais vous m'avez reçu entre deux patients et ne m'avez pas demandé d'honoraires. Alors je reviens vous voir, car je veux une vraie consultation, que je vous payerai ! »

***

Et les gens affluent et l'on passe d'une préoccupation à un problème, d'un problème à un tracas, d'une exigence à un souhait, d'un remerciement à une indignation…

« *Quand on a une aiguille plantée dans l'œil, peu importe l'avenir de la flotte britannique* », affirme le dicton anglais.

Quand un souci nous hante, peu importe ce qui se passe autour de nous…

2. L'ÉPREUVE DE LA SOLITUDE : LES GARDES DE NUIT ET DE WEEK-END

Ce furent des nuits et des week-ends de garde éprouvants, mais, finalement, j'en garde un excellent souvenir et une fierté certaine.

36 chandelles

Nuit de garde, 5 heures du matin.

« Allô, le médecin de garde ? C'est la gendarmerie. On a besoin de vous pour un jeune homme retrouvé inanimé sur le trottoir… »

Je m'habille en toute hâte, j'arrive. J'examine le patient, inconscient, manifestement alcoolisé.

Subitement, celui-ci se réveille, vocifère et devient si menaçant que je décide de le neutraliser par l'injection d'un puissant sédatif. Les gendarmes le ceinturent pour me permettre de faire l'injection à travers le pantalon.

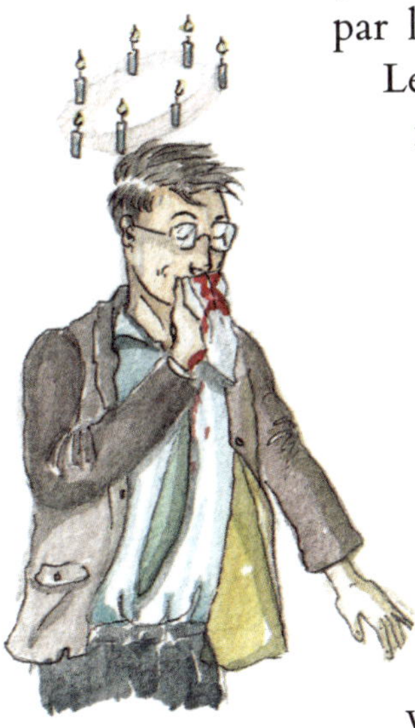

J'annonce à la maréchaussée qu'on peut maintenant le relâcher et qu'il va s'écrouler très rapidement.

Le jeune homme se relève, titube, fait un pas vers moi, m'envoie un violent coup de poing dans le nez puis s'écroule… et moi aussi. J'ai vraiment vu 36 chandelles !

« Passez devant, Docteur, on vous couvre ! »

Une nuit de garde, minuit.

« Allô, le médecin de garde ? Ici, la gendarmerie. Pouvez-vous venir à cette adresse pour un jeune homme énervé ? »

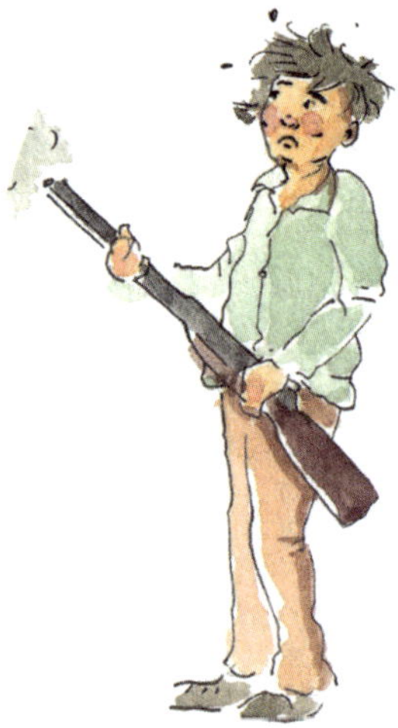

Le jeune homme est effectivement bien énervé. Il tient un fusil de chasse et effraie le voisinage. On palabre, en vain. On s'énerve, on perd patience. Le jeune homme s'échauffe, on tente de le maîtriser…

Dans la bataille, le coup part dans le faux plafond, qui s'effondre en recouvrant d'une épaisse poudre de plâtre l'assemblée pétrifiée.

« Ah, s'exclame le forcené, je ne pensais pas que le fusil était chargé ! »

L'horloge parlante

Une nuit de garde, 4 heures du matin.

Le téléphone sonne.

« Allô, Docteur ? Quelle heure est-il ? »

Le pugilat

Une autre nuit de garde, 2 heures du matin.

« Allô, Docteur ? Pouvez-vous venir chez nous ? »

Je me présente à l'endroit indiqué. La maison est éclairée. Pourtant, personne ne m'attend. J'entends du bruit, des grognements, des halètements me semble-t-il. J'entre… et découvre trois hommes et deux femmes en train de s'étriper vigoureusement. La bataille fait rage. Les combattants sont entremêlés à terre. C'est à qui mordra le plus fort, arrachera la plus grosse poignée de cheveux, étranglera le plus longtemps… Personne ne remarque mon arrivée. La maison est sens dessus dessous.

Je décide de signaler ma présence. « Hum, hum ! »

Immédiatement, le combat cesse, les têtes se relèvent, les assaillants m'aperçoivent. D'un seul bond, tous se redressent et se précipitent vers moi.

J'ai juste le temps de m'échapper. Je saute dans ma voiture, la démarre et tente de partir en marche arrière. Ils s'agrippent à ma voiture. À eux cinq, ils l'immobilisent. Je ne peux pas reculer. Alors j'appuie sur l'accélérateur, le moteur hurle et c'est de justesse que je réussis à me dégager.

Je file à la gendarmerie. Je raconte mon aventure…

« Mais enfin, Docteur, pourquoi êtes-vous allé là-bas ? Nous-mêmes, nous n'y allons plus ! »

C'était le voisin, excédé par le bruit, qui avait appelé. Il avait renoncé à appeler les gendarmes car, à chaque fois, ils refusaient de se déplacer en raison des risques encourus. Alors à présent, quand il entend trop de tapage, il appelle un médecin de garde…

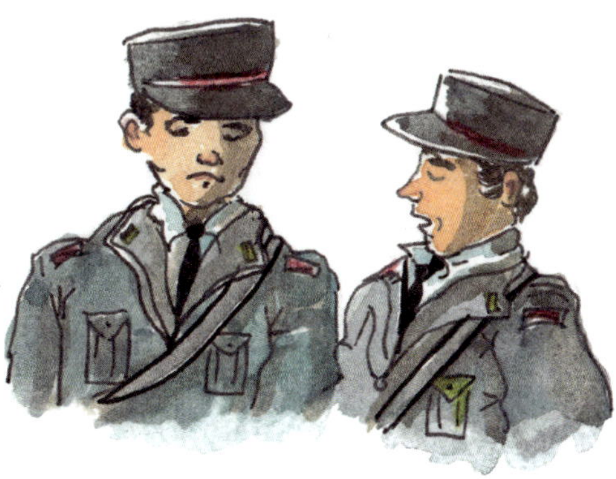

Canulars

Une autre nuit de garde, 3 heures du matin.

« Allô, Docteur ? Pouvez-vous passer voir Monsieur Durand ? Je vous donne son adresse. »

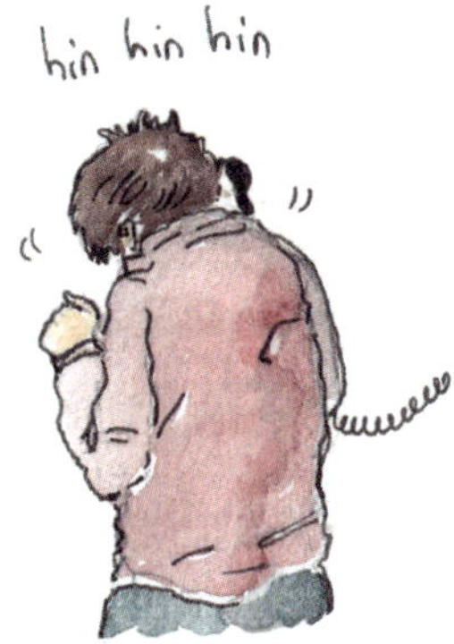

Je cherche l'appartement, en vain. Je fais toutes les portes, toutes les boîtes aux lettres, je cherche longtemps… Je réveille les voisins. Je peste, les voisins pestent, tout le monde peste.

C'était en fait un canular. Pendant quelques semaines, tous les médecins de garde en furent victimes. On n'a jamais su qui s'amusa ainsi à nos dépens, mais cela nous déstabilisa beaucoup, car dès lors, chaque appel devenait suspect. Était-il sérieux ou non ? Fallait-il se déplacer ou non ?

Lorsque cela cessa, nous en fûmes vivement soulagés.

Le calendrier vaccinal

Nuit de garde, 2 heures du matin.

« Bonjour, Docteur. Dites-moi, le rappel du vaccin antitétanique, c'est tous les combien ? »

Douleurs abdominales

Tôt le matin, à la fin d'une nuit de garde.

« Allô, le médecin de garde ? Pouvez-vous venir chez nous ? Ma fille aînée a des coliques abdominales. »

Les parents me conduisent à la chambre de la jeune fille. J'entre. Eux attendent devant la porte. Quelques instants plus tard, je ressors de la chambre et je préviens les parents que je conduis tout de suite leur fille à la maternité. Ils ne comprennent pas ce que je dis. J'insiste. J'aide la patiente à se lever et on tente de descendre quelques marches.

La jeune femme, tenaillée par une violente contraction, s'effondre dans l'escalier et accouche…

La pensée philosophique

3 heures du matin, par une nuit sans lune.

« Allô, le médecin de garde ? Mon épouse est malade. Nous sommes à l'hôtel. Il n'y a pas de veilleur de nuit. Vous trouverez un digicode. Une fois entré, traversez le hall, prenez l'escalier de gauche, montez au troisième étage, prenez un couloir sur la gauche et vous nous trouverez à la chambre 308. Venez vite, Docteur ! »

Je griffonne les coordonnées sur un bout de papier et me mets en route. Au bout de plusieurs essais, la porte de l'hôtel s'ouvre. Il n'y a pas âme qui vive et aucun éclairage. Je me dirige à tâtons. J'en oublie que j'ai une lampe de poche. Je traverse le hall et finis par trouver l'escalier de gauche.

Je commence à monter, loupe une marche, me rattrape bruyamment. Je peste, me relève, et continue à monter. Le doute me gagne : deuxième ou troisième étage ?

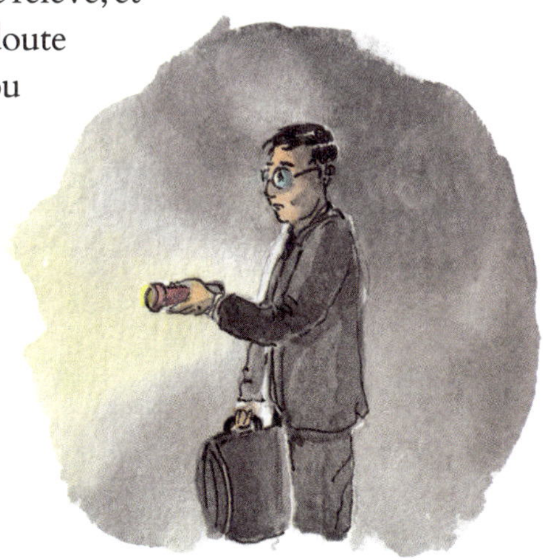

J'ai égaré le petit papier avec les indications du mari. Je cherche fébrilement. Je mets enfin la main dessus et, en même temps, je retrouve ma lampe de poche. Je suis grandement soulagé.

Mais le faisceau de la lampe de poche vacille et tout plonge à nouveau dans le noir. Je n'ai d'autre choix désormais que d'arpenter les couloirs de chaque étage, un à un, à l'aveugle, à la recherche d'une porte de chambre d'où s'échapperait un filet de lumière providentiel… Je redoute de me tromper.

Alors, dans les couloirs noirs et déserts de l'hôtel, à 3 heures du matin, avec ma lampe de poche qui vient de rendre l'âme, je suis pris de désespoir. Et dans ce grand moment de solitude, une pensée philosophique me vient : « Quelle merde ! »

Le raphia

Elle souffre d'insomnies.

Quand l'obscurité pointe, elle sent monter en elle une immense angoisse et chaque soir, cette torture se répète. Alors elle consulte tous ceux qu'on peut consulter pour ce type de problème. La médecine classique, la psychologie, la psychiatrie, la médecine chinoise, l'homéopathie, l'acupuncture, l'ostéopathie… mais aussi la naturopathie, l'hypnose, la méditation, le magnétisme… Rien n'y fait.

De mois en mois, l'insomnie devient obsédante et l'obsession finit par envahir tout son être, toute sa vie. Je la reçois régulièrement et je suis si désarmé par son état que, lors de la dernière consultation, je finis par lâcher : « Je ne peux rien pour vous, j'en suis vraiment navré. »

Dans le même temps, son mari, lassé par sa plainte perpétuelle, s'évade dans le jardinage et reporte toute son affection sur ses arbres fruitiers. À son avis, c'est le raphia qui, de loin, est le lien le plus écologique pour le palissage des jeunes rameaux. Il fait donc une grande réserve de raphia.

On la retrouve pendue dans le grenier au bout d'une corde, méticuleusement tressée avec du raphia.

Un peu plus tard, son mari vient me voir. Nous parlons longuement.

« Je ne me doutais de rien, vraiment, je n'ai rien remarqué. Sauf que, depuis peu, ma réserve de raphia s'amenuisait anormalement vite… », finit-il par avouer d'un ton lugubre.

De la solitude au désespoir

Nuit de garde. 2 heures du matin.

« Allô ? Ah… *[Soupir de déception.]* Le médecin de garde n'est pas là ? Ah… Il est parti en visite à domicile… Il va rentrer quand ? Vous ne savez pas ? Votre mari est parti en visite assez loin ? Qu'est-ce que je vais devenir alors ? Vous avez de la chance d'avoir un mari, vous ! Moi, je suis seul… Ce n'est pas de ma faute si je suis seul, je ne l'ai pas voulu. Mais voilà, je suis homo, mais cela ne me plaît pas. Alors je vais me suicider. »

Clac. Il raccroche.

« Allô ? Allô ? Allô ? »

« *Tut-tut-tut-tut…* »

So british !

Nuit de garde, 5 heures du matin.

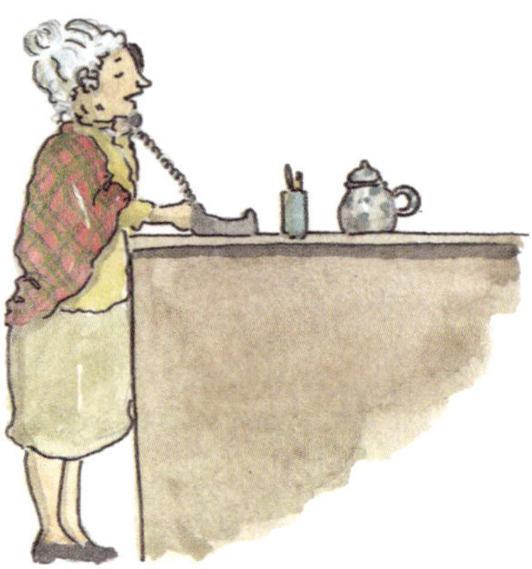

Une vieille Anglaise, à la voix faible et chevrotante, appelle.

« Allô, Docteur ? Pouvez-vous venir me voir ? Ça ne va pas du tout… »

Lorsque j'arrive à son domicile, quarante minutes plus tard, elle me dit : « Ah, Docteur, merci d'être venu.

Je ne suis pas malade, j'ai même une faim de loup ! Mais voilà. Je voudrais me faire frire des œufs et je n'arrive pas à ouvrir ma bouteille de gaz. Pourriez-vous m'aider, s'il vous plaît ? »

De la rétivité

C'était avant l'avènement du téléphone portable. Pendant les gardes de week-end et de nuit, on utilisait un détourneur d'appels qui renvoyait les demandes de visite médicale vers le numéro de téléphone privé du médecin de permanence, dont l'épouse se trouvait bien souvent muée en standardiste.

Au moment de mon installation, j'étais encore célibataire, ainsi que je l'ai déjà mentionné. Mes confrères, qui connaissaient bien la région et sa mentalité, me présentèrent une veuve dévouée, proche de la retraite et au-dessus de tout soupçon. Elle assura la permanence téléphonique pendant un an.

L'année d'après, je n'eus plus besoin de ses services. J'avais rencontré l'âme sœur et nous nous sommes mariés. Il s'ensuivit une ribambelle d'enfants.

⋆

Rien ne peut le calmer. Il hurle depuis une heure. Il se tortille dans tous les sens. Elle le couche dans son landau. Il hurle. Elle le prend. Il hurle. Elle le berce. Il se calme. Le téléphone sonne. Elle pose le bébé en toute hâte. Il se remet à hurler. Elle décroche :

« Cabinet du médecin de garde, je vous écoute. Je note une visite à votre domicile. Mon mari passera dès qu'il le pourra, dans quelques heures. Il y a beaucoup d'appels. »

Maintenant, les aînés sont réveillés. Tout le monde pleure… Le téléphone sonne à nouveau.

« Non, je ne peux pas vous passer le médecin de garde. Mon mari est en ce moment en tournée à domicile. À l'ouverture du cabinet, mardi prochain, vous pourrez l'appeler. Ah ! Ça ne peut pas attendre ? »

Le patient raconte, la voilà promue « psychothérapeute ». Pendant ce temps, ses enfants braillent.

Elle écoute, elle conseille, elle apaise, le patient finit par raccrocher.

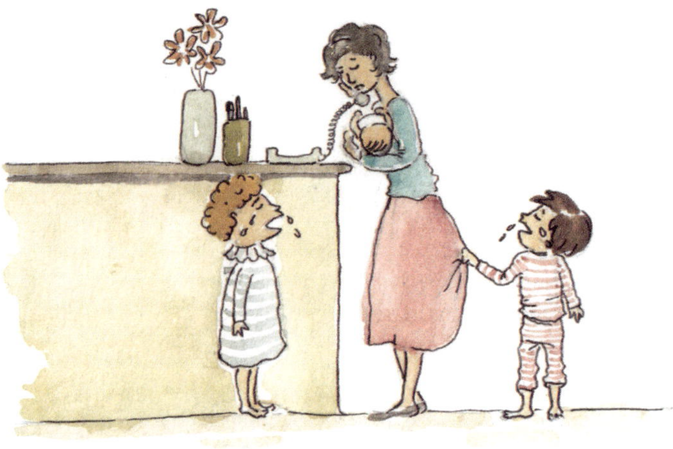

Elle se précipite vers ses bambins, mais le petit dernier demeure inconsolable. Alors elle finit par s'inquiéter. Elle aimerait tant que son mari soit là. Elle aussi a besoin du médecin de garde, mais le médecin de garde, c'est son mari ! Il n'a pas de temps pour elle. Elle se tracasse. Elle lui en veut… Même quand elle a accouché pour l'avant-dernier, il n'a pu venir à temps parce qu'il devait gérer un cas dramatique. Alors elle lui en veut…

Il finit par appeler et demande s'il y a d'autres visites à faire et s'il peut rentrer. Elle l'informe des nouveaux appels reçus, lui dicte les indications données et parle enfin de ses inquiétudes pour leur dernier-né. « Il faut que tu viennes l'examiner ! »

Il n'a pas le temps. Il raccroche et reprend sa tournée. Il examinera son propre enfant plus tard. Elle lui en veut. Il n'a jamais le temps. Même les jours sans garde, il est pressé, il rentre toujours trop tard. Elle n'en peut plus. Il pourrait tout de même s'accorder une journée de repos de temps en temps !

Le téléphone sonne. C'est son amie Béatrice :

« Demain, grand pique-nique sur la plage de Longchamp, à Saint-Lunaire. Tu nous rejoins ?

— Écoute, Béa, c'est le week-end de la Pentecôte. Nous sommes de garde trois jours et trois nuits consécutifs. Mon mari assure seul le service. Je ne peux pas te parler longuement. Je dois raccrocher pour ne pas bloquer la ligne. Je suis débordée... On s'appelle plus tard ! »

*

C'est elle qui, la première, devint rétive [1].

À son tour, il devint rétif.

Les médecins généralistes devinrent rétifs.

Les internes devinrent rétifs.

Les étudiants en médecine devinrent rétifs.

Alors, à la suite d'une grande grève, le ministre de la Santé de l'époque, Jean-François Mattei, mit fin, par le décret du 15 septembre 2003, à l'obligation d'assurer les gardes, qui se déroulaient la nuit et les week-ends.

Les médecins apprirent à dire « non » sans sentiment de culpabilité. Et les patients prirent l'habitude de se rendre aux urgences.

1. On dit d'un cheval qu'il est *rétif* lorsqu'il refuse de s'employer à une action ordinaire qu'il faisait jusque-là aisément. Le cheval n'est pas rétif de nature, il le devient parce qu'on lui a trop demandé. Par incompétence, le cavalier, son maître, n'a pas perçu la fatigue de sa généreuse monture. Le plus souvent, la rétivité est irréversible.

3. Dans les secrets et les confidences

Le cadre de travers

Il se tient là, assis en face de moi. Il est venu me consulter pour des symptômes grippaux. Il parle vite en se frottant les mains. Il a du mal à me regarder. Il gesticule sur son fauteuil et, du regard, il balaye les murs…

Tout à coup, il se lève d'un bond et, d'une voix forte et angoissée, s'écrit : « Docteur, le cadre accroché au mur derrière vous ! Il est de travers ! Ça ne va pas du tout ! Il faut absolument que je le redresse ! »

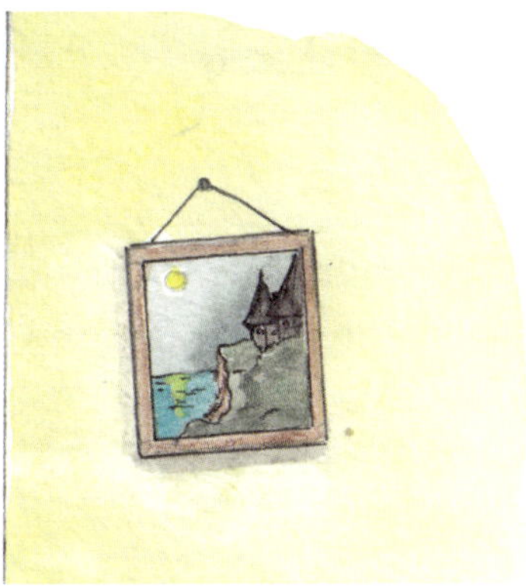

Toute sa vie durant, ce patient fut très handicapé par son état phobo-obsessionnel, qui envahissait inlassablement sa pensée.

Il illustre la grande disparité des types de consultation à laquelle les généralistes sont confrontés. Ils doivent à chaque fois s'adapter et trouver les réponses appropriées.

Compassion

« Oh, Docteur, vous avez l'air bien fatigué. Vous travaillez trop. Vous devriez vous ménager. Sûrement que vous avez été dérangé cette nuit ?

— Très dérangé…

— Docteur, j'admire votre courage et votre dévouement, nuit et jour. Vous faites tant pour nous !

— Ce n'est pas exactement ce que vous pensez. Je n'étais pas de garde, cette nuit. Mais, voyez-vous, j'ai une chèvre qui a bêlé toute la nuit à fendre l'âme. C'est le printemps, elle appelle le bouc. Elle bêle si fort qu'elle gêne le voisinage. J'ai tenté, en vain, de la faire taire. Et ce matin, de très bonne heure, je l'ai fourrée dans le coffre de ma voiture et je l'ai conduite à la campagne, là où il y a un bouc. Depuis, elle est très calme. »

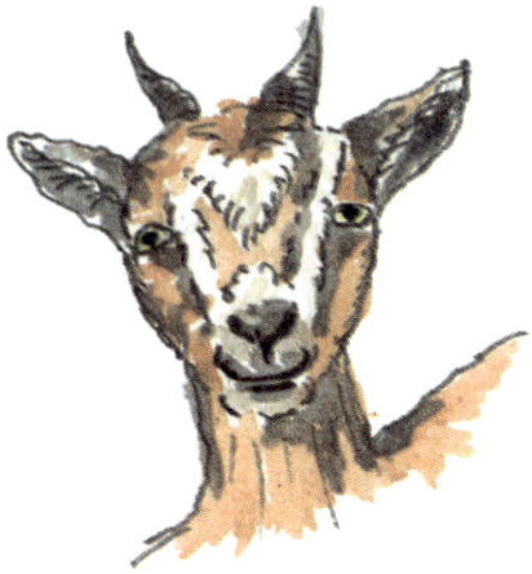

Padre Pio

Je suis appelé au chevet d'une très vieille dame dans un foyer logement. Je me rends dans son studio et j'examine la patiente. À la fin de la consultation, je fais le curieux. Je l'interroge et lui demande qui est ce moine à l'allure de religieux orthodoxe dont les multiples portraits ornent les moindres recoins du studio, et dont les nombreux livres qui lui sont consacrés traînent sur tous les coins de table ?

Elle est déçue. Comment ! Je ne connais pas Padre Pio ! Alors, elle me raconte sa passion, ou plutôt sa vénération pour le saint homme. Quand elle était plus jeune, nettement plus jeune, elle avait appris l'existence de Padre Pio. On parlait déjà de lui comme d'un saint. Elle voulait le voir, elle voulait absolument le voir et même le toucher ! Alors, avec trois autres bigotes de sa paroisse, elle échafaude un plan fou : elles vont partir toutes les quatre en Italie, en 2 CV. Et elles iront frapper à la porte du presbytère de l'homme de Dieu !

Et elles partent. Avec la 2 CV, elles traversent la France, gagnent l'Italie et finissent par frapper à la porte du fameux presbytère. Mais c'est sans compter sur les dons de clairvoyance de l'homme de Dieu.

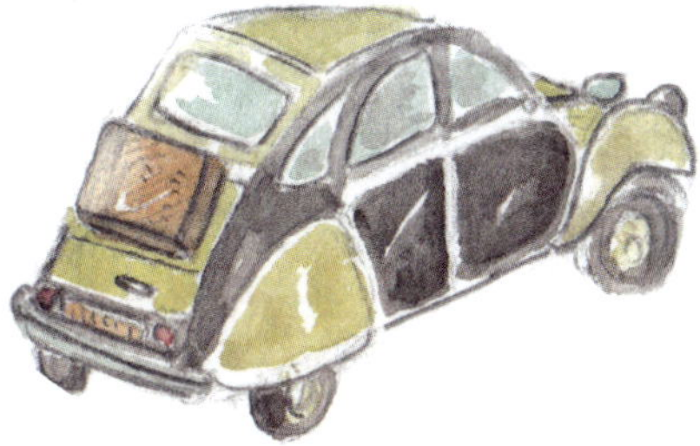

Il ouvre la porte et se tient là, devant elles. Elles n'ont pas besoin de parler. Il leur lance un regard méchant et entre dans une colère noire. Il les prie de quitter les lieux sur-le-champ.

La vieille demoiselle me parla longuement de son aventure. Au début de ma carrière, je n'étais pas trop surchargé, aussi je pris le temps de l'écouter.

Elle n'en voulut pas le moins du monde à Padre Pio. Bien au contraire, elle n'en fut que plus conquise. Le don de clairvoyance du futur saint était réel : oui, les quatre bigotes étaient venues frapper à sa porte par curiosité et non en pénitentes...

Le husky

C'était son rêve. Avoir un chien ! Un grand chien et même, pourquoi pas, un husky ! Mais il avait tout raté, tout, sa vie affective, sa vie professionnelle... Il habitait un misérable studio au cinquième étage d'un HLM mal fréquenté. Pour son travail, qu'il détestait, il devait partir chaque matin à 4 heures et ne rentrait que vers 14 heures. Il terminait sa journée au bistrot. Personne ne l'attendait.

La vie n'avait pas grand intérêt.

Quelquefois, il allait rendre visite à sa vieille mère. Elle habitait une petite maison avec un jardinet bien clos. Là, il se mettait à rêver. Ne pourrait-il pas installer son husky chez sa mère ? Son chien l'attendrait, ils compteraient l'un pour l'autre. Il lui en avait vaguement parlé. Mais il n'avait pas rencontré un grand enthousiasme.

Il avait donc enfoui son rêve et espacé les visites chez sa mère. À quoi bon, elle n'était jamais d'accord avec lui. Au bistrot, il rencontrait davantage de bienveillance.

Un jour, une opportunité s'offrit à lui. Un compagnon de boisson le mit en relation avec un jeune couple qui désirait se séparer d'un husky de 8 mois, inadapté à la vie en appartement. Le jeune chien lui fut donné. C'était précisément au moment de la fête des Mères. Alors, ce dimanche-là, il se rendit chez sa mère et lui offrit ce superbe chiot. Elle fut surprise et ne put qu'accepter. Le chiot s'installa chez la vieille dame.

Le fils vint tous les jours chez sa mère pour s'occuper du husky. Mais rapidement, il se lassa, préférant les copains du bistrot au chien et à la vieille mère, qui se mit à lui faire des reproches. Il se brouilla avec elle et ne revint jamais.

Ce ne fut pas un cadeau empoisonné. La vieille mère transféra toute son affection sur le chien, qui prit la place du fils dans la maison. Il devint progressivement dominant.

La vieille mère vint me consulter. Elle avait perdu 15 kilos et ne comprenait pas pourquoi. Je fis faire des analyses biologiques, mais tout était normal.

Elle revint me voir à plusieurs reprises, car elle continuait à perdre du poids. Je lui fis refaire des analyses, mais il n'en ressortait rien. Et j'eus beau multiplier les examens, tout était désespérément normal. J'étais bredouille et inquiet.

Un jour que je circulais en ville pour des visites à domicile, je vis de ma voiture la vieille dame marcher à vive allure sur un trottoir, littéralement traînée par son jeune chien.

Lorsque je revis ma patiente, elle m'expliqua qu'elle parcourait environ 15 kilomètres par jour, tirée par son chien de traîneau. C'était là l'origine de sa perte de poids !

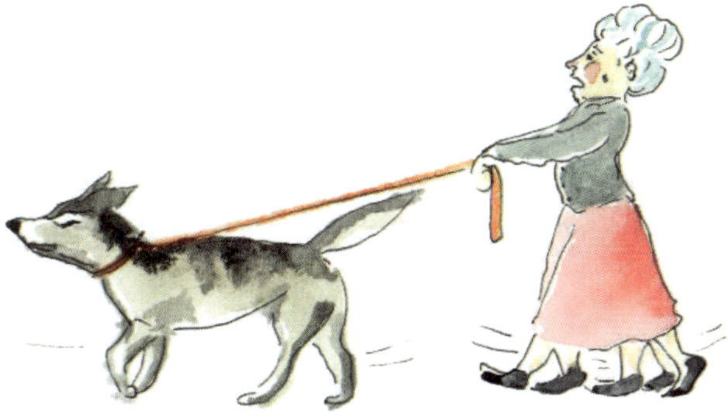

Un jour, elle se bloqua le dos. Je me rendis à son domicile et la trouvai allongée sur son lit. Le chien hurlait et se jetait contre la porte du salon où il était enfermé. Elle tenta de me rassurer : « La porte est fermée à clé. Vous ne craignez rien. » Mais la porte céda et le chien s'engouffra dans la chambre.

« Docteur, surtout, ne bougez pas, ne bougez pas ! Sinon il va vous étriper ! Ne bougez pas ! »

Je restai figé, pétrifié. La pauvre femme sortit difficilement de son lit et se mit à ramper péniblement. Pendant ce temps, le chien, l'échine hérissée, tournait autour de moi en me reniflant. Elle mit un siècle à se relever et à enfermer le chien. Je pus enfin faire ma consultation et, surtout, me sauver.

Le chien devint le maître. Personne ne pouvait plus entrer dans la maison. La vieille dame devint dépendante. Grâce à l'intervention des services sociaux, l'abattage du chien fut imposé. Ce fut un véritable drame.

L'assistante sociale eut alors l'idée d'offrir à la vieille dame un husky grandeur nature en peluche. Elle l'adopta immédiatement. Chaque jour, elle déambulait dans les rues avec le nouveau chien en lui parlant comme elle le faisait avec son husky.

La vieille dame a terminé sa vie à l'EHPAD. Et la peluche fut enterrée avec elle.

La voix

« Voilà, Docteur, c'est gênant, je ne sais comment dire… Enfin voilà. Quand je vais aux toilettes pour faire ce que vous savez, au moment où je m'installe comme tout le monde – enfin, je pense que tout le monde fait comme ça, vous voyez ce que je veux dire, Docteur, c'est naturel après tout, mais je n'aime pas parler de ça –, vous n'allez pas me croire, quand je m'installe sur les toilettes, j'entends quelqu'un qui me dit : "Remets ta culotte, salope !"

« Alors je me relève aussitôt mais je ne vois personne. Et quand je retourne aux toilettes, à nouveau, j'entends : "Remets ta culotte, salope !" C'est certain, il y a une caméra qui me surveille et même un micro ! Je ne peux plus aller aux toilettes chez moi désormais et c'est invivable. »

Je pense qu'elle souffrait de psychose hallucinatoire. Je fus soulagé qu'elle ne revienne pas me voir. Comment aurais-je pu l'aider et faire taire cette voix angoissante ? Je n'aurais pu que l'orienter en psychiatrie, ce qu'elle aurait sûrement refusé tant sa conviction était inébranlable.

Les chats

C'est la tutrice qui m'appelle. Lors de sa dernière visite à son domicile, elle l'a découverte dans une incurie épouvantable. Je connais bien cette patiente, mais depuis le décès tragique de son mari, il y a trois ans, je n'ai plus eu de nouvelles.

Son mari présentait un petit cancer de la peau sur le visage. Quelque chose de très banal, à enlever, sans plus. Comme il était réticent, l'ORL, plein de zèle, a martelé que c'était un cancer qui envahirait, à tout coup, la joue et le nez dans des souffrances atroces, et qu'il fallait donc opérer absolument !

Il n'a pu supporter ce verdict. Il a enfourché son vélo et est allé se tailler les veines dans un coin perdu de la campagne alentour.

Je me rends chez la patiente. L'odeur me saisit. Il y a des chats partout. L'odeur, la terrible odeur d'urine de chat imprègne les parquets, les fauteuils et même l'air… La patiente est dénutrie et confuse, mais refuse tout type d'aide. Je finis par capituler en promettant de revenir le lendemain.

Je préviens la tutrice que, le lendemain, nous procéderons à une hospitalisation sans son consentement « à la demande d'un tiers », c'est-à-dire *manu militari*. Ce que nous faisons.

Lorsque nous arrivons chez la patiente avec l'ambulance et la police municipale, la malheureuse se met à hurler. Les habitants du quartier, alertés par les cris, choqués, se mettent alors à nous injurier :

« Assassins ! Assassins ! Vous n'avez pas le droit ! »

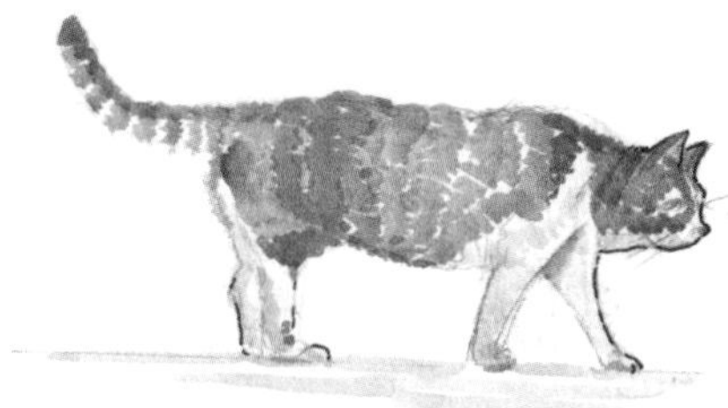

Personne, pas même l'entourage proche de cette pauvre femme, n'avait perçu sa grande détresse.

Le petit coq

Je ne sais comment nous en sommes venus à parler de nos poules. Peut-être est-ce la répétition des visites à domicile pour le mari souffrant qui a engendré cette proximité bienveillante.

Toujours est-il qu'après chaque visite, avant de repartir, elle m'emmenait voir son poulailler. C'était un vrai moment de bonheur pour moi. Seulement voilà, il y avait deux coqs qui se battaient furieusement. Et justement, moi aussi, j'avais la même espèce de poules naines, mais pas de coq. Elle m'offrit donc le coq le plus belliqueux. La bête était superbe, j'étais ravi. Nous convenons d'un matin, de bonne heure, avant qu'elle ne libère le harem confiné pour la nuit à cause des renards.

Me voilà arrivé, muni d'une boîte en carton. Mais impossible d'attraper le coq qui se défend, qui crie, qui griffe, qui pecque, qui charge et qui vole en tous sens…

On finit tout de même par y parvenir et par le faire tant bien que mal entrer dans la boîte, que l'on ficelle solidement. Puis je pars faire toute une longue tournée à domicile…

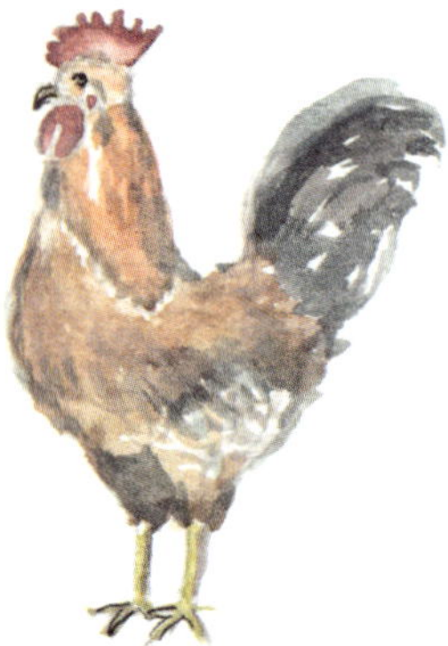

Le coq reprend peu à peu des forces. La boîte en carton fait des bons, les ficelles glissent et le coq, outré, parvient à s'échapper dans la voiture. Impossible de le capturer. Il finit par se percher sur le siège avant et par se calmer… Et toute la journée, je sillonne la ville et ses environs avec mon coq perché à côté de moi, surveillant la route.

« C'est un coq de compagnie », expliquais-je aux patients qui me raccompagnaient jusqu'à ma voiture et s'en étonnaient.

Il va sans dire que j'ai passé ensuite beaucoup de temps à nettoyer l'intérieur de la voiture. C'étaient les fientes du coq qui me tenaient à présent bonne compagnie…

Au supermarché

Un client s'adresse à mon épouse, dans la queue qui s'allonge devant les caisses. « Bonjour, Madame. Mon mari et moi-même venons d'arriver à Dinard. Vous n'auriez pas un bon médecin à nous conseiller ? »

Elle leur cita tous les noms des médecins de Dinard, sauf celui de son mari. « Il a bien assez de travail comme ça ! »

Dans la rue

« Alors, mon petit Docteur, ça marche les affaires ? »

Le dernier voyage

20 h 30. Les consultations sont terminées, le dernier patient est parti. Je m'attelle aux tâches administratives et ouvre le courrier.

« Dinard, le 4 mai,
À l'attention du docteur Ferrieu.

Cher Docteur,

Je veux vous exprimer ici toute ma reconnaissance. J'ai beaucoup apprécié votre disponibilité, votre bienveillance et votre grand professionnalisme.

Au moment où vous lisez cette lettre, je ne suis plus. J'ai eu grande confiance en vous, mais je ne vous ai pas suivi. Je n'ai pas voulu faire l'expérience des soins palliatifs que vous envisagiez, le moment venu. J'ai préféré partir en Belgique avant que mon état ne se dégrade davantage. Là, en Belgique, la législation prend en compte les états désespérés. J'espère que vous ne m'en voudrez pas.

D'où je suis, maintenant, je vous transmets, cher Docteur, mes sentiments très respectueux.

Monsieur X. »

Alors, je me suis souvenu… Je me suis souvenu de certaines longues discussions que nous avions eues et qui m'avaient mis mal à l'aise. Je me suis souvenu d'un premier voyage en Belgique qu'il avait fait « pour affaires », m'avait-il dit. Je n'avais pas compris. Il avait en fait tout organisé.

Plus tard, son épouse m'a raconté le voyage en famille vers la Belgique, avec les étapes joyeuses dans des restaurants gastronomiques, l'arrivée à l'hôpital, la cérémonie de l'au revoir avec du champagne et des discours dans un salon de l'hôpital… Jusqu'au moment où des infirmiers sont venus le chercher. Il les a suivis avec le sourire. Quarante-cinq minutes plus tard, on se recueillait sur sa dépouille.

Le corps a été rapatrié à Dinard le lendemain. On a dit que le décès était survenu à domicile.

« Vous savez, Docteur, mon mari s'est étonnamment bien porté pendant son dernier voyage vers la Belgique. Il a joué avec brio le rôle de Gentil Organisateur. Mais je crois que nous sommes allés en Belgique une année trop tôt, peut-être même, deux années trop tôt…

« J'en ai parlé au médecin belge, qui m'a répondu, agacé : "Vous croyez que j'aurais pu lui dire : 'Revenez dans un an, vous n'avez pas encore assez souffert ?' " »

La morphine

Un dimanche de garde se présente un patient en vacances sur la côte.

Il décrit une sciatalgie aiguë. Il se traîne. Il souffre tant qu'il ne peut ni s'asseoir ni s'allonger, seule la position debout lui est supportable. Je lui propose de la morphine. Nous avons un stock d'avance conséquent car nous récupérons les boîtes non utilisées.

Je lui fournis les doses nécessaires. Je lui demande d'en prendre aussitôt une dose. La gélule est vide ! On ouvre une deuxième dose : la gélule est vide, et la troisième, et la quatrième, et toutes les gélules

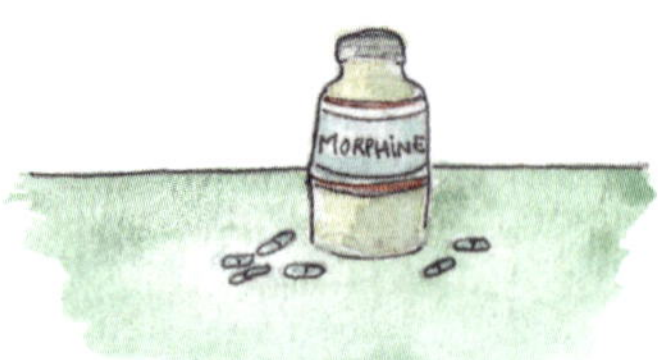

de toutes les boîtes de tout notre stock sont vides. Elles ont été soigneusement vidées et remises méticuleusement dans leur étui. Ni vu ni connu.

On n'a jamais su qui avait dérobé de la sorte notre réserve de morphine. Depuis cette histoire, nous plaçons les produits dits « stupéfiants » sous clé. C'est d'ailleurs ce qu'exige la loi, mais nous ne la respections pas. L'occasion fit le larron…

Racisme ordinaire

Un grand jeune homme d'origine africaine prend un rendez-vous. Il s'est tordu la cheville en jouant au football. Je lui demande de se rendre au service de radiologie, qui est à deux pas, et de revenir me montrer le cliché de la cheville dès qu'il aura été effectué. Pendant ce temps-là, je poursuis mes consultations. Comme presque toujours, le retard s'installe inexorablement. Les gens s'agacent, puis s'indignent.

Quelques heures plus tard, mon sportif éclopé regagne la salle d'attente et patiente, la radiographie à la main. Je l'aperçois et l'appelle pour clore la consultation débutée quelques heures plus tôt.

Alors, on entend un monsieur d'âge mûr hurler :

« C'est un scandale ! Parce qu'il est noir, il est passé avant nous tous qui attendons depuis si longtemps ! C'est inacceptable ! »

Il ramasse ses dossiers et quitte le cabinet médical furieux, en jurant qu'on ne l'y reprendrait plus.

Le traitement de l'arthrose

Il doit avoir 62-63 ans. C'est la première fois qu'il me consulte. « Voilà, Docteur, je souffre énormément des genoux. Je ne peux plus marcher longtemps et, surtout, je ne peux plus hâter le pas. Cela me gêne énormément. Cela me gâche la vie. »

Je regarde les genoux coupables. Ils sont arthrosiques. Je le lui fais remarquer.

« Oui, je le sais », me dit-il en me tendant plusieurs radios qu'il extrait d'un grand sac…

— Il faut aller voir un rhumatologue. Il pourrait pratiquer des infiltrations.

— J'ai déjà consulté plusieurs rhumatologues, Docteur. J'ai déjà eu plusieurs infiltrations. En vain. Tous les rhumatologues conseillent le ménagement articulaire. Mais cela ne me convient pas.

— Il faut peut-être aller voir un chirurgien orthopédique ?

— J'ai déjà vu un chirurgien orthopédique, et même deux. Pour eux, une opération est prématurée.

— Peut-être pourriez-vous faire de la kinésithérapie et de la rééducation ?

— J'ai déjà essayé tout cela.

— Alors, vous allez devoir vous ménager…

— Eh oui, Docteur, c'est bien pour cela que je suis là aujourd'hui ! À vrai dire, je ne viens pas chercher un remède ni même une guérison. Par contre, je suis à la recherche d'une solution que, peut-être, vous pourriez m'aider à trouver.

« Je suis chasseur, voyez-vous, et je chasse avec des chiens courants qui sont rapides et je ne peux plus les suivre. C'est pour ça que je viens vous voir. J'ai appris que vous chassiez avec des chiens courants de petits pieds, moins rapides. Des bassets artésiens normands, je crois. On m'a laissé entendre que vous aviez des chiots disponibles. Alors voilà, Docteur, ce pourrait être un excellent remède à mon problème de genou. Qu'en pensez-vous ? »

C'est ainsi que nous avons monté une petite meute de bassets. Lui avait beaucoup de temps libre, moi, j'en avais peu. Mais je n'ai pas pu résister à la tentation et me suis laissé entraîner à chasser davantage. En particulier le lundi matin, en forêt.

Très tôt ce jour-là, j'embarquais les chiens dans une remorque attelée à ma voiture et je partais faire mes visites à domicile jusqu'au moment du rendez-vous de chasse. J'allais de maison en maison. Je ne passais pas inaperçu... Les chiens hurlaient d'impatience et ameutaient tout le quartier. Et quarante minutes avant l'heure du rendez-vous, j'abandonnais mes patients et me « déroutais » vers la forêt.

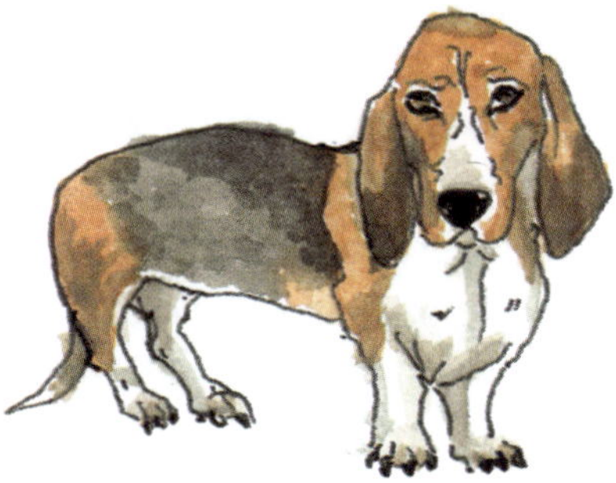

Lorsque la chasse était terminée, je repartais dare-dare en sens inverse, avec les chiens dans la remorque, et je retournais à mes consultations. Et quand les consultations étaient terminées, bien souvent, je retournais illico en forêt pour récupérer les chiens perdus...

C'était usant. Je dus me modérer.

Le chou-fleur

Cela fait plusieurs jours qu'on ne l'a pas vue sortir. Le voisinage finit par s'inquiéter.

On sonne. On tambourine à la porte. Pas de réponse. On appelle la police et on force la porte.

Elle est là, bien assise sur la chaise, attablée. Le couvert est soigneusement mis. Belle nappe, argenterie, verres à pied.

Tout est en ordre. Elle a juste la tête penchée, le nez dans le chou-fleur… Le décès paraît remonter à huit jours environ.

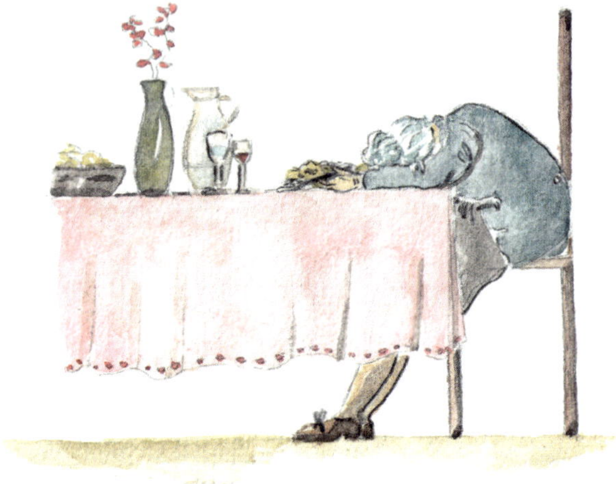

Effets secondaires

Il a une mine de chien battu. Il entre, s'assoit, soupire et se met à parler :

« Voilà, Docteur. Il y a quatre mois, j'ai découvert une petite tumeur au niveau du mamelon droit. J'ai tout de suite compris. J'ai fait ni une ni deux, j'ai filé à Villejuif. Je connais tout le monde, là-bas. Ma femme y est décédée l'année dernière d'un cancer du sein. Elle y a été très bien soignée pendant douze ans. Elle a fait plusieurs récidives, et ils ont toujours réussi à contrôler la maladie jusqu'à l'an passé.

« Je la conduisais directement dans le service, sans passer par les bureaux d'admission. J'y suis allé plus de cinq cents fois. Alors, quand ils m'ont vu arriver à mon tour, tout de suite, ils m'ont pris en charge. Le nouvel interne a programmé les examens. J'ai tout eu. Des mammographies, des échographies, des scanners, des IRM, et surtout des biopsies, très douloureuses, qu'il a fallu répéter deux fois, car non concluantes, de vraies tortures. C'était sûr, j'avais un cancer, mais on n'arrivait pas à l'identifier.

« On a fait un curage ganglionnaire dans l'aisselle, qui me fait encore énormément souffrir. On n'a pas trouvé de cellules cancéreuses. J'étais épuisé. Alors, ils m'ont laissé tomber. Ils m'ont donné un rendez-vous dans six mois.

« J'ai bien compris que mon cancer peut flamber d'un moment à l'autre et que l'on ne pourra alors plus rien pour moi. C'est pour cela que je viens vous voir. Le moment venu, je vous demande de m'aider à partir, Docteur. Je ne veux pas retourner à Paris pour cela, je veux mourir à Dinard. Je sais que vous pouvez m'aider.

« Mais je profite aussi de cette consultation pour vous demander de renouveler un médicament qu'un de vos confrères parisiens m'a prescrit il y a six mois pour l'hypertension artérielle. Je me demande si je dois vraiment le prendre. Mourir d'un accident vasculaire cérébral, ce serait sûrement mieux, non ? Je voudrais mourir rapidement… »

Il me montre l'ordonnance de son traitement. Il est prescrit : « *Spironolactone.* » J'identifie immédiatement le problème. Chez l'homme, cette molécule induit très souvent une tuméfaction mammaire bénigne, que l'on dénomme « gynécomastie ». Il suffit d'arrêter le médicament et tout rentre dans l'ordre en quelques mois…

Et c'est ce qui s'est passé pour ce patient. Il va désormais très bien et a repris goût à la vie. Il présentait une maladie « iatrogène », c'est-à-dire induite par le médicament.

Les chenilles processionnaires

Il souffrait par moments d'épisodes d'essoufflement intenses. Et puis, tout rentrait dans l'ordre pour un temps. Il avait consulté plusieurs fois et s'était entendu dire qu'il n'y avait pas d'anomalie décelable à l'origine de ses suffocations.

C'est vrai qu'à chaque fois qu'il s'était fait examiner, il ne ressentait aucun trouble. Il aurait fallu qu'il puisse se présenter au cabinet médical au moment d'une crise, mais ce ne fut jamais possible.

Alors, il commença à regarder son voisin de travers. À la jumelle, il épia le jardin d'à-côté dont il explora discrètement tous les recoins. Un jour, enfin, il le vit, le coupable : un nid de chenilles processionnaires construit dans le grand pin maritime qui surplombait les deux propriétés. Ce fut la révélation. Les accès d'essoufflement étaient provoqués par ces bestioles allergisantes, c'était certain !

Il s'en va trouver le voisin, le place devant l'évidence et le somme de faire disparaître le nid coupable. Des spécialistes sont mandatés et le nid est détruit.

Mais les crises d'essoufflement persistent. Il retourne voir le voisin, les spécialistes reviennent et les crises d'essoufflement se répètent. Il retourne encore et encore voir le voisin. Le ton monte. Ah ! Mais c'est mal le connaître, il ne lâche jamais ! Il se rend à la mairie, porte plainte, harcèle les fonctionnaires municipaux. De guerre lasse, l'abattage du grand pin maritime est ordonné. Mais les essoufflements persistent…

On finit par découvrir la coupable. Non pas la chenille innocente du voisin, mais une maladie de son cœur à lui, la « fibrillation auriculaire paroxystique », un trouble du rythme cardiaque survenant par moments et entraînant des essoufflements intermittents.

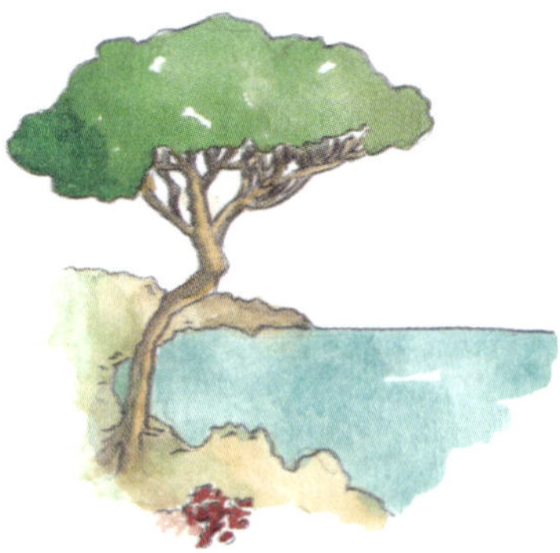

Un traitement a été mis en place. Les essoufflements ont disparu. Et les voisins se détestent toujours.

Laissez-les vivre !

Elle est assise en face de moi, à côté de sa mère. Elle est en confiance. Je la connais depuis sa naissance, il y a six ans. C'est une petite fille charmante.

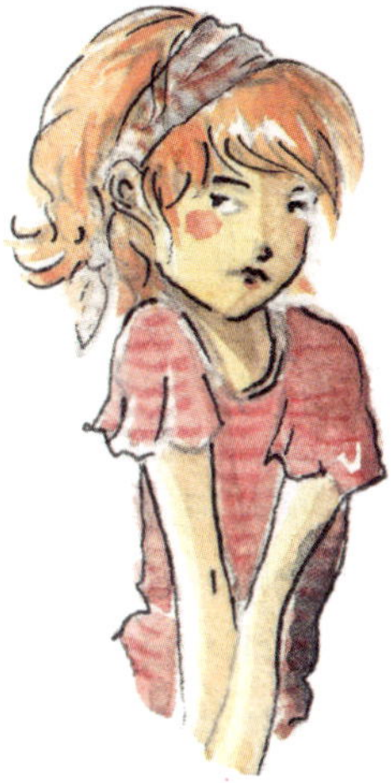

« Qu'aimerais-tu faire quand tu seras grande ? »

Un grand sourire éclaire son visage :

« Je veux être une maman ! »

La mère explose :

« Mais enfin, ma chérie, qu'est-ce qui te prend ? Il ne faut pas dire ça ! Ah, Docteur, je suis contrariée… Ma fille fera de bonnes études, elle aura une bonne situation. Mais enfin, ma chérie, qui t'a fourré cette idée-là dans la tête ? »

La petite fille baisse les yeux… Je fais de même. Je suis triste pour elle.

Pierrot

Je connais Pierrot depuis quarante ans.

Il y a quarante ans, déjà, je le voyais, sur la plage, jouer au football avec d'autres adolescents de son âge. Ces adolescents m'émerveillaient. Ils jouaient avec passion, avec frénésie. Pierrot faisait partie de l'équipe malgré ses handicaps psychomoteurs.

Le pauvre Pierrot avait toujours trois temps de retard. On tirait au sort l'équipe dans laquelle se trouverait Pierrot. Ce serait l'équipe qui perdrait. Mais ce n'était pas grave, on jouait, coûte que coûte, on jouait. Et lui jouait avec eux.

Quand la partie était terminée, tout le monde s'en allait joyeusement et on voyait Pierrot courir derrière la troupe, traînant la jambe, claudiquant à faire pitié, soufflant comme un phoque, tout violacé. Mais son visage resplendissait de bonheur.

Aujourd'hui, Pierrot est sous assistance respiratoire. D'un commun accord avec sa famille et les réanimateurs, il a été décidé qu'aucune réanimation ne serait entreprise lors de la prochaine défaillance. Pierrot a toujours le sourire.

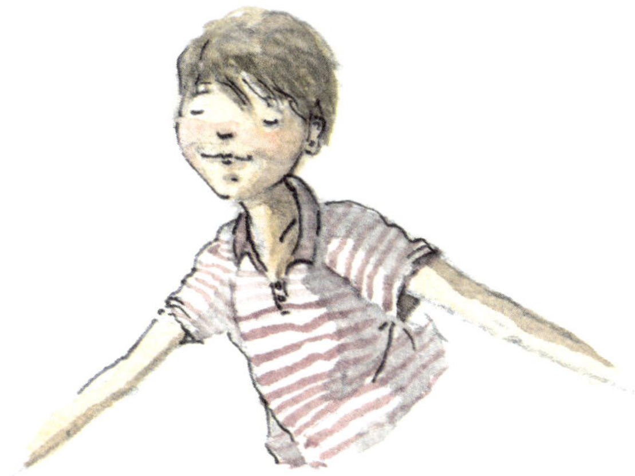

Les cordonniers sont les plus mal chaussés…

Personne n'a rien vu venir. Ni son mari, mon père, médecin expérimenté. Ni moi-même, son fils, médecin en exercice depuis des années. Elle s'est mise à aller mal. On lui a dit que ce n'était rien. On a donné des explications bancales. On n'a même pas eu l'idée de lui faire passer quelques examens. On est donc tombé des nues lorsqu'on a découvert que son corps était envahi de métastases. Tout est alors allé très vite.

Je l'ai veillée la nuit de son décès. Le lendemain matin, j'étais à ma consultation.

Arrivent à l'accueil du cabinet médical des amis de mes parents. Ils m'aperçoivent et, sur un ton mondain, me demandent des nouvelles de la famille :

« Bonjour, cher Docteur ! Comment vont vos parents ? »

Je suis fatigué, je suis préoccupé, je suis bousculé, je suis très en retard.

Je réponds du tac au tac :

« Très bien, je vous remercie. Ah, non. Ma mère est décédée cette nuit… »

L'incurie

« Docteur, je vous amène mon vieux père. Il a une infection de la peau. Allez, montre au docteur ! »

Le vieux monsieur enlève docilement sa chemise.

« Mais regardez, Docteur, regardez ! C'est répugnant ! »

Je regarde et je vois. Elle ne me laisse pas le temps de parler. Elle vitupère et invective son pauvre père :

« Mais tu devrais avoir honte ! Je te dis que tu ne te laves pas assez ! Regarde tous les boutons, c'est dégoûtant, et tu dis que cela te fait mal ? Eh bien, tant mieux ! Tu l'as bien mérité ! Et vous, Docteur, dites-lui qu'il est négligent ! Ah, tout ça me rend folle ! »

J'essaie de prendre la parole.

« Ça ne va pas se passer comme ça ! continue-t-elle. Désormais, je passerai te surveiller deux fois par semaine et puis, Docteur, faites venir une infirmière ou une aide-soignante pour des soins d'hygiène corporelle. Ah, mais ! »

J'observe la zone douloureuse. Je vois, sur un côté du buste, de gros bouquets de vésicules formant une bande allant de la colonne vertébrale vers la région latérale du thorax. Par endroits, ce ne sont même plus des vésicules, mais plutôt de grosses bulles. Je réussis à prendre enfin la parole :

« Vous devez avoir bien mal ?

— Bien fait ! crie-t-elle.

— Vous êtes porteur d'un magnifique zona intercostal. »

Je leur explique alors ce qu'est un zona.

La fille n'est pas convaincue. Elle va prendre en main son vieux père, non mais ! Elle me lance un regard méchant et tous les deux repartent.

Le sacerdoce

« Docteur, j'ai tellement mal aux genoux que je ne peux plus marcher. J'ai de nombreux engagements que je ne peux plus tenir. Je pense que je suis allé au-delà de mes forces. En ce moment, j'ai un planning particulièrement chargé. La semaine dernière, j'ai participé à six manifs. Ça a été épuisant. Avec des départs aux aurores pour se rendre dans des villes souvent lointaines et des retours à des horaires très tardifs. La semaine prochaine, je dois aller à Lille, à Paris, à Lyon et au Mans. Heureusement, Le Mans, c'est moins loin. Vraiment, je ne peux plus assumer. Que vont penser les camarades ? Pouvez-vous faire quelque chose pour moi, Docteur ? »

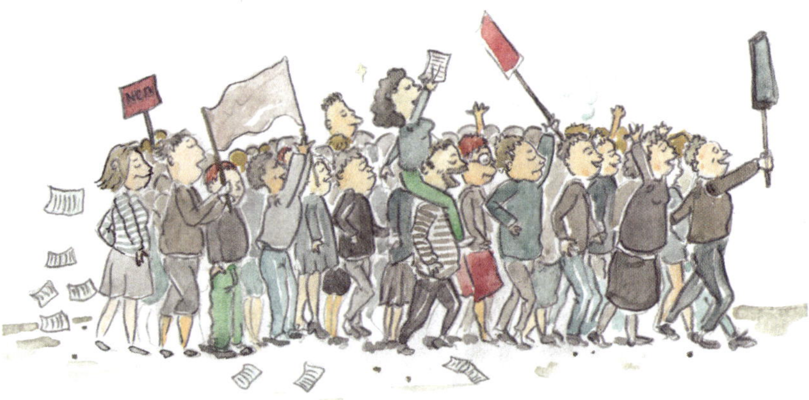

La cuite

« Docteur, je suis à bout ! Je suis essoufflé au moindre effort. Je ne peux plus rien faire. Et, maintenant, je perds l'équilibre. L'autre jour, j'ai voulu prendre mon vélo. Je pensais avancer mieux à vélo qu'à pied. En voulant en descendre, je suis tombé. Je n'ai jamais pu remonter.

« Il y avait là un groupe de jeunes gens qui me regardait faire. J'entendais leurs railleries : « T'as vu ce qu'il tient, celui-là ! Il est complètement bourré ! Tu as vu sa tête : il est complètement cuit ! » J'ai dû abandonner mon vélo et j'ai eu bien du mal à rentrer. J'avais honte. »

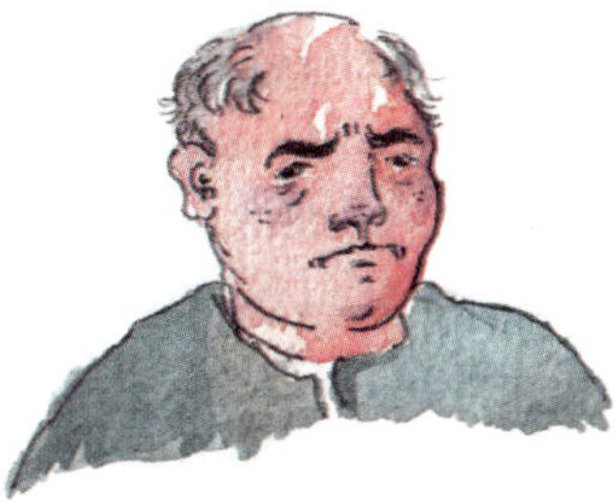

Je l'avais pourtant bien mis en garde. Il n'a pas voulu m'écouter. Petit à petit, son visage est devenu rouge cuivré, cramoisi… Je lui avais bien dit de ne pas s'exposer au soleil. Mais il n'en a fait qu'à sa tête, qui a pris le teint « amiodaronique [2] » faisant penser à celui des ivrognes.

La politique de l'autruche

Une jeune fille, âgée de 15 ans environ, ouvre la porte.

« Entrez, Docteur, c'est pour ma mère. Elle est dans son lit. Elle ne peut plus se lever et, depuis quelque temps, elle ne peut plus s'alimenter non plus et elle maigrit beaucoup. Et maintenant, je l'entends gémir, je crois qu'elle souffre. »

J'entre dans la chambre. La mère, qui n'a pas 40 ans, est allongée et m'attend. Elle aurait grand besoin d'aller chez le coiffeur. Je vois bien qu'elle n'en a plus ni la force ni l'envie.

Nous parlons. Elle évite mes questions. Elle refuse tout examen clinique.

2. Le médicament « amiodarone » pris quotidiennement imprègne l'organisme et exerce son effet bénéfique au niveau du cœur. Malheureusement, il imprègne aussi d'autres organes et surtout la peau, qui devient intolérante à la lumière et prend une couleur rouge cuivré sous l'effet du soleil : c'est ce teint « amiodaronique ».

De guerre lasse, je tente une dernière chose :

« Mais enfin, Madame, permettez-moi au moins d'ausculter les poumons ! »

Elle se résigne à dégager une toute petite partie de dos. Parce que son dos, elle ne le voit pas, donc elle est certaine qu'on n'y trouvera rien. Alors je vois. Je vois de gros nodules sous-cutanés violacés, qui partent de l'aisselle et tendent à migrer vers la colonne vertébrale.

Il y a dix-huit mois, quand elle a découvert cette boule au niveau d'un sein, elle a tout de suite compris et a décidé de ne rien dire, de ne rien faire. De ne pas consulter, de se taire et de tout cacher. Et la lésion maligne, inexorablement, a évolué. Aujourd'hui, le sein n'est plus qu'une large plaie ulcéro-nécrotique envahissante.

La jeune fille a perdu sa mère le mois suivant.

L'effet placébo

« Vraiment, Docteur, depuis que vous m'avez prescrit ce petit patch de trinitrine, je trouve que mon cœur va mieux. »

Ce patch, que l'on colle sur la peau, contient un réservoir de trinitrine, un vasodilatateur. La substance se diffuse durant douze heures dans les vaisseaux sous-cutanés d'abord, puis dans tout le système artériel ensuite, provoquant une dilatation des artères du cœur. C'est un médicament important. Le réservoir de trinitrine est recouvert d'un opercule protecteur en aluminium, que l'on enlève et que l'on jette avant la pose du patch.

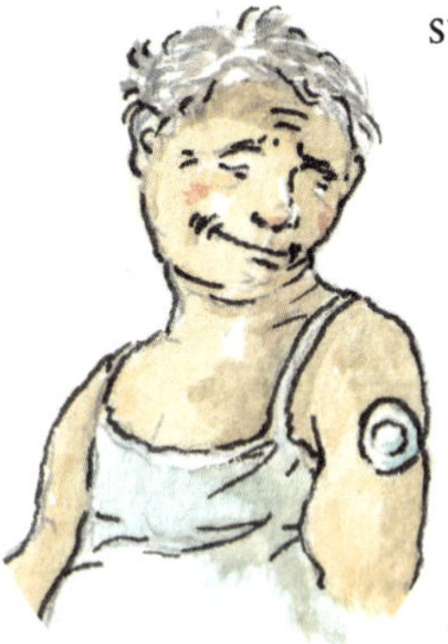

Je ressens une réelle fierté devant ce succès thérapeutique indéniable.

Lors de l'examen clinique, je découvre que l'opercule en aluminium est soigneusement maintenu sur la peau du patient. Chaque matin, celui-ci colle l'opercule puis jette le réservoir de trinitrine. Il ressent un mieux certain. Je me dis que, nous, les médecins, nous sommes bien peu de choses…

Les petites bêtes…

Je commence par retirer les bandes de contention. Ensuite, j'enlève une à une les compresses. Je suis obligé de les mouiller abondamment tant elles sont collées. La plaie variqueuse suinte beaucoup. J'arrive enfin à l'ulcère, un vaste cratère béant. J'y vois des milliers de petits asticots qui grouillent joyeusement au fond de la plaie, dont les pourtours sont parfaitement « détergés », parfaitement propres.

Je suis admiratif. Jamais aucun de nos produits pharmaceutiques spécialisés pour la détersion des plaies souillées ne fera aussi bien que l'appétit effréné des asticots pour les chairs putrides.

Je me suis souvenu des récits des chirurgiens militaires, à Diên Biên Phu. Confrontés à la gangrène, les asticots étaient leurs meilleurs alliés !

4. Le chômage technique

Le patient est l'employeur du médecin généraliste. Pas de patient, pas de travail. C'est alors le chômage technique.

La grande tempête

La tempête « du siècle » survint une nuit de 1999 pendant laquelle j'étais de garde. Le vent était si violent que je craignis pour notre maison, dont les cheminées risquaient de s'envoler à tout moment.

Je regardais souvent par la fenêtre pour voir comment la situation évoluait alentour et je vérifiais régulièrement la tonalité du téléphone pour m'assurer que l'on pouvait bien m'appeler. Paradoxalement, il n'y eut jamais de coupure téléphonique.

Mais il n'y eut aucun appel, pas même une demande de renseignement, comme cela se produisait régulièrement. Les jours qui suivirent la grande tempête, le cabinet médical demeura désert et silencieux, contrairement à nos attentes. Aucun appel en urgence, même pas pour une personne blessée ou choquée, ou pour tout autre motif. Aucun patient, alors que le planning de rendez-vous était chargé.

Face à la catastrophe, les priorités immédiates des gens changent du tout au tout, et c'est parfaitement compréhensible.

L'éclipse

Une année fut annoncée une éclipse comme on n'en reverrait jamais avant plusieurs siècles. L'événement accapara tous les esprits. Ce jour-là, personne ne vint consulter, même les patients qui avaient rendez-vous. Ce phénomène astrologique sembla éclipser toutes leurs préoccupations.

L'offre et la demande

Durant une garde.

Ce dimanche après-midi, il fait un temps splendide. J'assure une permanence au CAPS, le Centre d'Accueil et de Permanence des Soins. Depuis peu, nous avons renoncé à faire individuellement les gardes de nuit et de week-end. Nous nous sommes regroupés afin de créer ce centre, qui vient juste d'ouvrir.

Par ce bel après-midi, le CAPS est désert. J'attends, il fait très beau, les gens en profitent. Vient à passer devant le centre un couple de promeneurs. Ceux-ci s'arrêtent, regardent et s'interrogent. Ils hésitent puis finissent par entrer. Je leur explique ce qu'est le CAPS.

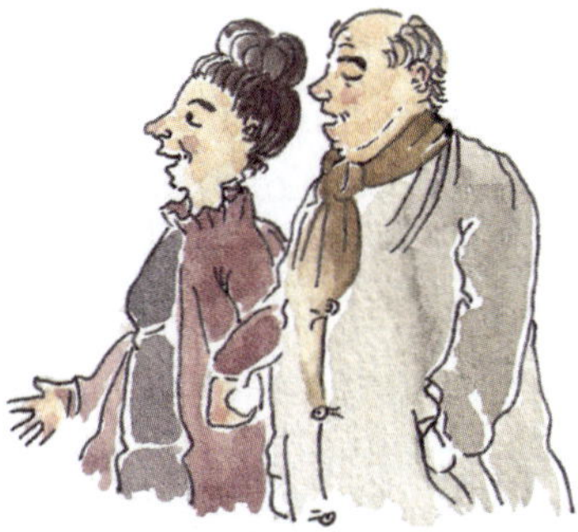

Le mari s'exclame :

« Ah, ça tombe très bien ! Je devais justement voir un médecin. Je vais donc prendre une consultation puisque vous êtes disponible. Voilà, Docteur, mon souci… »

Son épouse l'interrompt :

« Moi aussi, je devais voir un médecin. Alors, tant qu'à faire, je vais aussi consulter. C'est vraiment bien, ce centre ! »

Johnny

Ce soir-là, la ville est bouclée. Il m'est impossible de regagner mon domicile tant le trafic est dense. Je m'organise et assure une garde improvisée au cabinet médical. Je suis le seul médecin joignable pour une population décuplée.

Alors je me suis conditionné. Je suis prêt. J'attends, j'attends toute la nuit et personne ne vient. Pas un appel téléphonique. Rien…

De mon bureau, j'entends l'orchestre. Johnny Hallyday est en concert et le spectacle est gratuit.

Le Tour de France

Une année, en juillet, le départ d'une étape du Tour de France fut donné dans notre ville, qui se trouva assiégée. Personne, ce jour-là, ne se présenta au cabinet médical. Absolument personne.

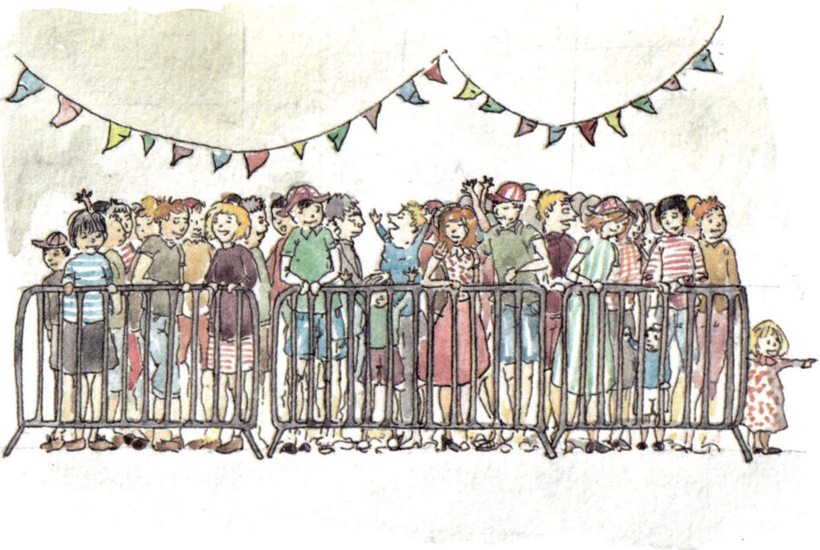

5. Du sentiment confraternel

« Mon jeune confrère… »

À mon arrivée à Dinard, mon prédécesseur, le docteur Ferrasson, me parla ainsi peu avant sa mort :

« Mon jeune confrère, méditez bien ceci : "Les patients passent, les confrères restent." C'est en quelque sorte la devise de notre cabinet médical. Soyez-y fidèle. »

Une violente quinte de toux l'interrompit. Il cracha un peu de sang et reprit : « De même, lorsqu'un nouveau patient se présente à vous en vous demandant de le prendre en charge, soyez loyal envers vos confrères et dites à cette personne : “Retournez voir le médecin que vous voulez quitter et mettez vos affaires en ordre avec lui. Alors seulement, nous pourrons faire un bout de chemin ensemble.” »

Sa voix faiblissait :

« Et ne cédez pas. Le nouveau patient vous demandera sans doute de récupérer son dossier vous-même auprès du médecin dont il souhaite changer. Surtout, ne cédez pas. C’est à l’intéressé lui-même de faire les démarches.

« Et gardez-vous bien de jugements hâtifs à propos des options diagnostiques et thérapeutiques de vos confrères. Méfiez-vous de l’effet boomerang.

« Une dernière chose. Soyez neutre. Soyez avare de paroles. Soyez prudent… »

Il décéda vingt jours plus tard.

J’ai été extrêmement heureux et chanceux d’avoir pu bénéficier de son expérience et de sa sagesse, dont je pus maintes fois mesurer la grande pertinence.

Lord Arthur Gardiner

Ce sont les Anglais qui ont découvert la « perle de la côte d’Émeraude » et qui sont à l’origine de la station balnéaire bretonne. Lorsqu’ils l’ont investie, Dinard, et plus encore Saint-Enogat, devenu un quartier de cette ville, étaient des villages de pêcheurs pauvres et miséreux.

Un mécène anglais, lord Arthur Gardiner, ému par leur condition précaire, offrit de financer à ses frais la construction d’un hôpital où pourraient être soignés les indigents autochtones, mais aussi les ressortissants anglais si ceux-ci en avaient besoin.

Ainsi est né l’hôpital Gardiner, près d’une rue que l’on a baptisée plus tard « rue Gardiner ». C’est là que se trouvent le centre médical Gardiner et le cabinet médical du groupe

Gardiner, où j'ai exercé pendant quasiment quarante et un ans.

L'hôpital Gardiner avait un statut particulier : c'était un hôpital privé fonctionnant sous le régime des Associations à but non lucratif de la loi 1901.

Le petit hôpital local tourna ainsi pendant les cent ans prévus par cette loi. Il y avait un service de médecine, tenu par les médecins généralistes de Dinard, un service de chirurgie et une maternité. Des spécialistes, installés de « l'autre côté de l'eau » – l'estuaire de la Rance sépare Dinard et Saint-Malo – venaient apporter leurs lumières.

Un chirurgien généraliste, le docteur Forget, a particulièrement marqué les Dinardais. Il faisait tout, assurait tout, était présent tous les jours, toutes les nuits, tous les week-ends durant toute sa vie. Sauf de temps à autre, par beau temps et à la condition expresse qu'il n'y ait pas d'urgence… Alors, il grimpait dans sa barque à moteur et faisait des allers-retours devant la grande plage de Dinard en surveillant les fenêtres de son appartement : en cas d'urgence, son épouse agitait un drapeau rouge pour le prévenir.

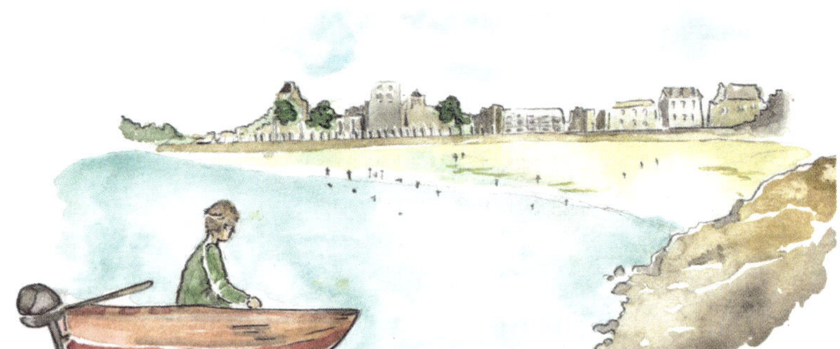

Les cent ans écoulés, se posa la question de l'avenir de l'hôpital privé. L'État ne voulut pas le reprendre. La mairie de Dinard ne voulut – ou ne put – le reprendre non plus.

L'hôpital était condamné. Un successeur de lord Arthur Gardiner se présenta. La Caisse d'épargne de l'écureuil, par le biais de sa fondation pour la solidarité, acquit alors l'hôpital privé Gardiner. Le service de chirurgie et la maternité ont fermé.

Actuellement, des services de médecine gériatrique, des services de longs et moyens séjours, ainsi qu'un service de rééducation fonctionnelle cardiologique apportent une grande aide à la population et aux médecins.

Florilège

En dehors de quelques indélicatesses, somme toute assez banales et sans conséquence, les relations entre médecins furent toujours très confraternelles durant toute ma carrière.

L'interne de garde aux urgences :

« Mais qui vous a donné ce traitement stupide ? »

Ou bien :

« Mais comment votre médecin a-t-il pu se tromper à ce point-là ? »

Le chef de clinique zélé aux étudiants :

« Si vous ne bossez pas davantage, vous serez généralistes ! »

Le jour de repos du médecin traitant :

« Docteur, mon bébé va mal, il pleure sans cesse, il ne mange plus. J'ai consulté votre collègue il y a deux jours. Il a parlé de rhinopharyngite, et il a donné du paracétamol et du sérum physiologique, rien de plus.

— Hélas, c'est une magnifique otite aiguë, Madame. N'importe quel étudiant en médecine l'aurait vu ! »

La transat Québec Saint-Malo

Le 15 avril 1984.

Ce dimanche-là, à l'occasion du 450e anniversaire de l'arrivée de Jacques Cartier, navigateur malouin, dans le golfe du Saint-Laurent en 1534, lors de son premier voyage vers le Québec, on célébrait dans la cité corsaire l'inauguration de la première transat Québec-Saint-Malo. Le Premier ministre canadien avait fait le déplacement.

Le départ de l'une des plus grandes courses de voiliers allait être donné au début de l'après-midi. Mais les conditions météorologiques étaient exécrables et nul ne savait si le départ serait autorisé. On attendait le verdict des autorités.

La foule, bravant la tempête, avait envahi la pointe du Grouin, à Cancale, et le cap Fréhel. Tous ceux qui avaient pu le faire avaient embarqué à bord de bateaux de plaisance et convergeaient vers les zones de passage des grands voiliers.

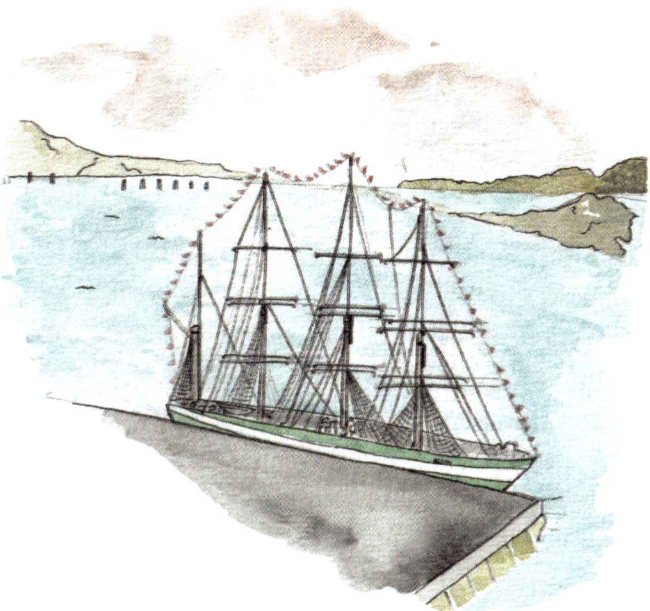

C'est à ce moment-là que notre premier enfant choisit de naître. Nous nous rendîmes à la maternité de l'hôpital Gardiner. Les choses se présentaient mal. Il fallut se rendre à l'évidence : une césarienne ne pouvait être évitée. Le gynécologue-obstétricien fut appelé.

Il mit fort longtemps à arriver de Saint-Malo, car tous les axes routiers étaient encombrés par la foule immense qui tentait d'approcher la côte. La césarienne fut décidée. On s'aperçut alors qu'il manquait un maillon de l'équipe : l'aide opératoire (la personne qui assiste le chirurgien dans tous ses gestes) était en mer. Je fus bien obligé d'assister le chirurgien.

Seulement voilà. J'étais très mal à l'aise avec la chirurgie, si mal à l'aise que, durant toutes mes études, je me suis débrouillé pour éviter cette spécialité autant qu'il m'était possible. Et pendant mes quarante et une années d'exercice, je fis appel à une consœur dévouée, le docteur Guéneugues, qui acceptait de recoudre à ma place chaque fois que c'était nécessaire. J'étais incompétent en chirurgie élémentaire. Je ne savais presque rien faire et je n'osais le dire.

J'assistai donc le chirurgien tant bien que mal.

Très rapidement, l'enfant fut extrait par le siège et je m'écriai :

« C'est un garçon !

— Ah, non, je ne crois pas », me répondit le chirurgien amusé…

Mes confrères et moi-même reconnûmes l'influence indiscutable de la météorologie et des marées sur le déclenchement inattendu de l'accouchement.

Et le départ de la transat fut donné.

Le héros

On entendit un vrombissement rageur, suivi d'un grand bruit, celui d'un choc violent. Les passants qui se trouvaient là accoururent. Le motard, en heurtant le rebord du trottoir, avait terminé sa folle course contre un mur.

Je me rendais à ce moment-là au domicile d'un patient et, de ma voiture, je vis l'attroupement. Je me garai en toute hâte et me précipitai. Je ne pus rien faire, hélas. Le motard avait été tué sur le coup. On appela les pompiers et nous restions là, consternés, à attendre leur arrivée. L'attente parut interminable.

C'est à ce moment qu'on vit surgir un de mes confrères, qui se fraya un passage à travers la foule grossissante. « Laissez passer, je suis médecin, laissez passer ! » Il se jeta sur le corps, massa le cœur, insuffla de l'air dans la gorge devant les badauds médusés. Tous guettaient le miracle ! À l'arrivée des pompiers, il leur donna des ordres sur un ton péremptoire et l'on brancha toutes sortes d'appareils de réanimation. Exaspéré, je finis par interpeller mon confrère.

« Mais, enfin, tu vois bien qu'il est mort !

— Je sais bien qu'il est mort ! me chuchota-t-il. Mais devant les gens, il faut bien assurer le spectacle ! »

On s'agita encore un moment et on finit par se rendre à l'évidence. Le cadavre était bien mort. Les pompiers entreprirent son évacuation.

Alors le héros traversa lentement la foule, serra de nombreuses mains. Les gens cherchaient à le toucher et on entendait par-ci par-là : « Merci, Docteur, merci… »

Je n'ai rien dit et je suis reparti incognito. Les médecins ne voient pas forcément certains « héros » d'un même œil…

PARTIE IV

CHERS PATIENTS

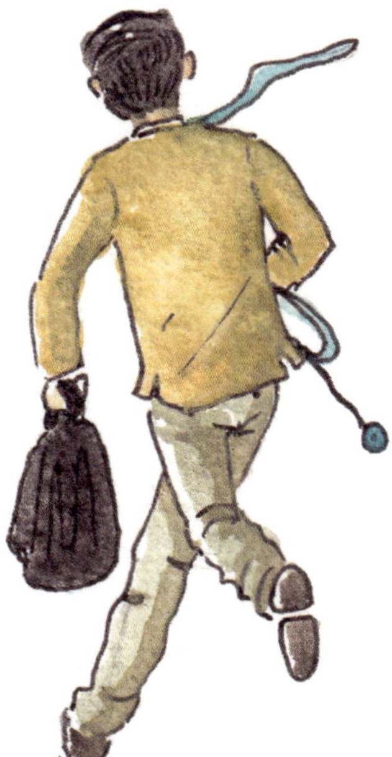

1. Portraits

Madame Paulette

À domicile.

Madame Paulette !

C'était une très vieille petite femme, toute maigre, toujours agitée, logorrhéique (qui parle sans cesse) à souhait. Elle avait « fait » tous les médecins du canton. Elle les avait tous découragés. J'étais jeune, j'étais le dernier médecin en titre. Avec elle, je n'arrivais à rien, elle n'écoutait rien tant sa diarrhée verbale était forte.

Elle me faisait venir à son domicile. Et à chaque fois que je lui proposais de mesurer sa tension artérielle, à chaque fois que je lui demandais de remonter la manche de son vieux corsage, en deux temps, trois mouvements, elle se

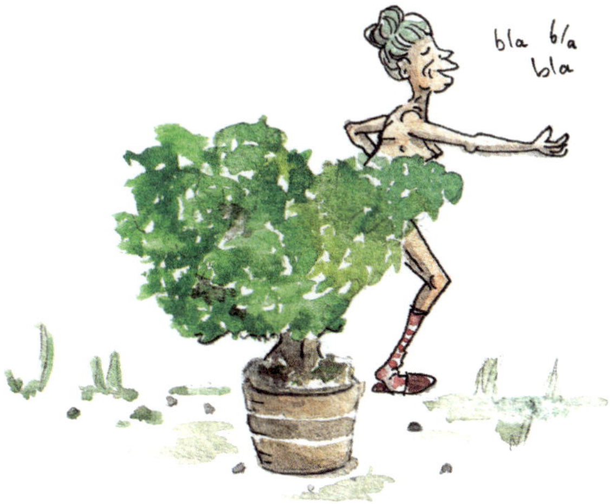

mettait totalement nue. Je n'arrivais jamais à l'en empêcher ni à la faire se rhabiller. Pour écourter la visite, je filais vers ma voiture, mais elle me poursuivait, toujours nue, jusque sur le parking.

Un jour, j'ai rédigé une ordonnance, je la lui ai remise et d'un ton péremptoire, je lui ai dit : « Madame, voici l'ordonnance. Suivez à la lettre la prescription. »

Sans même l'avoir lue, elle s'est rendue à la pharmacie et a présenté l'ordonnance. Il était prescrit : « *Changer de médecin.* » Le pharmacien ne put rien faire pour elle.

Elle ne changea pas de médecin.

Madame Jeannine

« Bonjour, Madame Jeannine. Comment ça va, aujourd'hui ?

— Ah, ça va, ça va... Le pépé est mort. On voyait bien qu'il allait passer. Alors on a fait venir le docteur. Il a dit “Hum, hum”, il a fait une piqûre, et ça l'a achevé. Sinon, ça va, ça va... Mais je suis véreuse. Vous n'auriez pas quelque chose pour ça ? »

Françoise

La chambre est intacte. Le lit médicalisé, avec sa potence et ses barrières de protection, a vieilli. De nos jours, la commande serait électrique. Les draps et les alèses ont été changés. Tout est prêt. À côté, le lève-malade attend. Le matériel médical attend. Les changes complets sont scrupuleusement empilés. Rien n'a bougé. Tout est figé. Toute la chambre attend.

La vie s'en est allée, il y a huit ans. Ses vieux parents ont tant fait pour elle...

Béatrice

Elle a passé sa vie entière entre son lit et son fauteuil. Ses membres sont recroquevillés, rétractés, tordus. Son buste est fléchi en avant, dévié d'un côté. Sa parole est scandée. Son visage en forme de lune est sans cesse déformé par des rictus.

Mais elle sourit parce que, quand elle sera guérie, elle montera à cheval…

Le vieux curé

Je ne le reconnais pas. Lui, l'ascète d'habitude très réservé, parle fort aujourd'hui et me raconte cette histoire avec entrain, en riant à tout propos. Manifestement, il n'est pas dans son état normal.

« J'ai bien cru être en retard au rendez-vous ! J'arrive du presbytère ! J'ai déjeuné avec le curé ! *(Éclats de rire.)* J'ai préféré venir à pied, je n'ai pas osé prendre la voiture. Parce qu'on a fait fort ! *(Rire.)* C'est la première fois que je passe une si bonne journée, depuis le décès de mon épouse ! *(Rire.)* C'est que le curé a une bonne descente ! Je suis venu à pied, cela m'a fait du bien, mais j'ai le tournis.

« Depuis quelque temps, je vais donner un coup de main au curé. Il bricole, mais il ne connaît rien à l'électronique. Il prépare la crèche pour Noël, il veut que les personnages soient animés. Je l'aide à faire fonctionner les automates ! *(Rire.)*

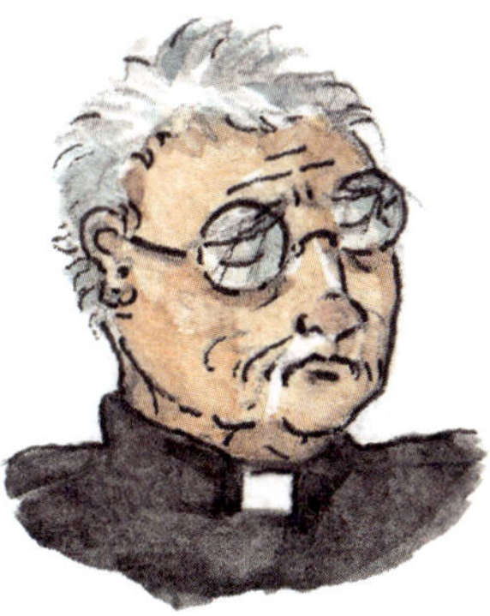

« D'ailleurs, il ne va pas bien, notre curé. Il en veut au pape Jean-Paul II “qui ne comprend rien au fonctionnement de l'Église”, cela le déprime. En plus de ses rancœurs contre le souverain pontife, il a trouvé le moyen de se mettre à dos la chorale. Il ne la veut plus et l'a congédiée, alors ça grogne. Les pétitions circulent. Comme s'il n'avait pas assez d'ennuis avec ses paroissiens depuis qu'il a remplacé la cérémonie du Vendredi saint par un concert. (Ce n'était pas n'importe quel concert, on donnait le *Stabat Mater* tout de même !) Cela n'a pas plu aux Dinardais. Certains d'entre eux font la grève ! La grève de la communion ! Alors, notre curé se console comme il peut. Il bricole et prend des anxiolytiques “naturels” : “Ce ne sont que des plantes”, dit-il ! Quand vous le verrez, Docteur, dites-lui d'être raisonnable. »

Quelque temps plus tard, l'évêché a demandé au curé de quitter son poste. Il a refusé. Les débats ont été violents. L'ancien curé s'est finalement retiré dans une petite maison. Il s'est mis à tousser.

Il est mort rapidement d'un cancer pulmonaire, dans une très grande solitude. Il avait bien une sœur, âgée, à l'autre bout du département, qui est venue une fois ou deux pour s'occuper de lui… Il ne s'est jamais plaint. Il aurait pu se plaindre, parce qu'on a mis un certain temps à réaliser la gravité de son cas. Il n'a rien dit. Il est retourné au Père dans la paix…

La mère Denis

Il lui manque juste la coiffe. Petite, râblée, rougeaude, un peu hirsute, le menton poilu, joviale, bavarde, la voix rocailleuse, riant bruyamment, c'est une vieille Bretonne « d'époque ». Mais elle « entend haut ».

« Alors, qu'est-ce qui ne va pas ?

— COMMENT ?

— QU'EST-CE QUI NE VA PAS ?

— COMMENT ?

— JE DIS : COMMENT VOUS SENTEZ-VOUS ? »

Elle se tourne vers l'aide-ménagère qui l'accompagne.

« QU'EST-CE QU'IL DIT ?

— Docteur, je crois qu'elle a des démangeaisons mal placées. Elle est quasiment sourde et, depuis que le chien a avalé sa prothèse auditive, elle est totalement coupée du monde. De toute façon, elle ne supportait pas ce maudit appareil, son sifflement strident nous cassait la tête ! Le chien a bien fait !

— Je vais devoir l'examiner.

— QU'EST-CE QU'IL DIT ?

L'aide-ménagère se penche vers la vieille dame et chuchote à son oreille. Celle-ci perçoit le chuchotement.

Elle crie de plus en plus fort :

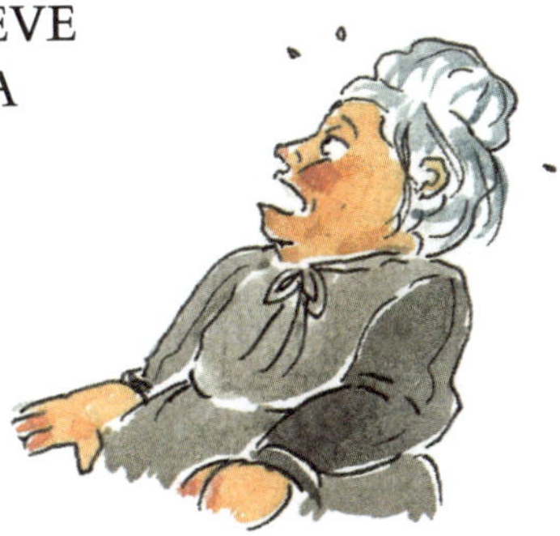

— AH ! FAUT QUE J'ENLÈVE MA CULOTTE ? AH, BEN ÇA ALORS ! C'EST LA PREMIÈRE FOIS QUE JE DOIS ENLEVER MA CULOTTE CHEZ UN MÉDECIN !

— Chutttt… Tout le cabinet médical va vous entendre !

— COMMENT ? »

La vieille dame et son aide-ménagère repartent.

Un nouveau patient entre et la discussion s'établit. Au bout de quelques minutes, il s'exclame :

« Docteur, je ne suis pas sourd ! Vous pouvez parler moins fort ! »

Monsieur Lago

Ainsi que je l'ai indiqué plus haut, j'avais aussi la responsabilité d'une maison de retraite, que l'on appelle aujourd'hui un EHPAD. Nous avions à cœur d'apporter un peu de distraction et de joie à nos résidents. Nous organisâmes donc une excursion en autocar. Trente pensionnaires furent choisis parmi les moins dépendants.

Monsieur Lago était de ceux-là. Il était portugais. Il avait immigré en France dans son jeune âge et avait travaillé toute sa vie comme maçon. Petit à petit, les années passant, les troubles cognitifs apparurent et il perdit son autonomie. On ne lui connaissait aucune famille, aussi fut-il hébergé dans notre EHPAD. Pendant sa vie professionnelle, il apprit le français, mais l'oublia totalement quand la maladie de la mémoire l'atteignit. Il baragouinait exclusivement en portugais. Hormis cela, il allait somme toute encore bien.

Ce matin-là, Monsieur Lago embarqua dans le car et le voyage commença. Lorsqu'il fut jugé utile de faire une escale dans un petit village touristique, le chauffeur gara le véhicule sur un parking approprié, à côté d'autres cars de tourisme, et tout le monde descendit pour se diriger vers les toilettes publiques. Monsieur Lago, lui, bifurqua vers le bistrot.

L'escale terminée, tout le monde regagna sa place et le car repartit. Au bout d'une quarantaine de kilomètres, nous réalisâmes qu'il manquait quelqu'un. Effectivement, Monsieur Lago avait lui aussi regagné le car, mais pas le bon. Il s'était installé dans celui d'à côté, qui reprit sa route dans une autre direction.

On finit par y découvrir la présence de notre Monsieur Lago, qui s'était endormi. Ce fut la confusion et pour cause ! C'était un car de touristes allemands. Même le chauffeur était allemand. Le guide, lui, était bilingue français-allemand, mais ne parlait ni ne comprenait le portugais. Ils questionnèrent donc en vain leur passager clandestin et, finalement, ils le déposèrent dans une gendarmerie des alentours, puis leur car poursuivit sa route.

De notre côté, c'était la consternation. On avait perdu Monsieur Lago ! On passa des coups de fil un peu partout et on mit un certain temps à le localiser dans cette gendarmerie, où nous pûmes enfin le récupérer. Quel soulagement !

Quelques années plus tard, Monsieur Lago s'étouffa en mangeant une pomme.

Guy est interdit de vélo

Il est triste, le pauvre Guy. Il vit dans son monde. À la mort de ses parents, il a pu entrer dans un foyer accueillant des handicapés. Là, il y reçoit toute l'attention nécessaire. À vrai dire, il n'a besoin de rien. D'ailleurs, il ne parle à personne. Dès qu'on s'adresse à lui, il tourne la tête, baisse les yeux, prend peur et se cache. Il vit reclus.

Mais il y a le vélo ! Quand on lui parle du vélo, il sourit… C'est le seul sujet qui l'intéresse. Chaque jour, on l'équipe d'un casque de cycliste, d'un protège-dos, de protège-genoux, de protège-tout, et il est autorisé à partir tout seul.

Alors il roule dans les rues du village. Il est heureux sur son vélo. Mais,voilà. Depuis deux ans, on lui interdit de circuler à bicyclette. Alors il est triste, le pauvre Guy. Mais il ne se plaint pas, il ne dit rien. C'est pour protéger les autres de la Covid 19.

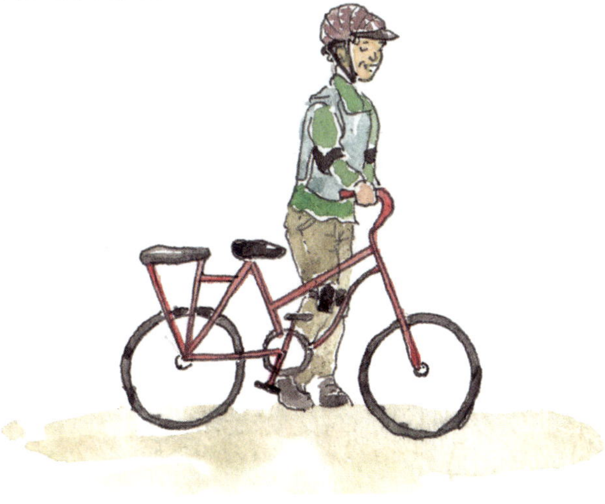

2. Rituels et croyances

La nature a horreur du vide. Les humains aussi, qui s'empressent de le combler ! Il est insupportable, pour une mère de famille, de s'entendre dire que la rhinopharyngite aiguë et fébrile du petit dernier ne relève d'aucun traitement hormis les soins du nez, le paracétamol et la patience. Heureusement, il y a les médecines alternatives. On fait avaler au bambin toutes sortes de choses à des horaires stricts et contraignants et, ainsi, la maladie s'en trouve conjurée.

D'ailleurs, j'ai toujours été étonné de voir mes patients porter avec dévotion des bracelets en cuivre, des colliers d'ambre, des aimants collés un peu partout... Aujourd'hui, certains rites se sont modernisés et sont en plein essor, tandis que les livres traitant de la magie et de la sorcellerie se multiplient en librairie.

*

Les gens sont tombés des nues lorsque le minuscule coronavirus SARS-CoV a mis à genoux le monde entier. On s'attendait à des mesures thérapeutiques efficaces, à la hauteur de nos espoirs. Quelle désillusion ! On ne put que se voiler la face grâce aux Chinois et avaler le paracétamol en provenance d'Inde. Ce fut la panique. Les plus aisés des grandes agglomérations vinrent se réfugier dans leur maison secondaire, pendant que les autres se morfondaient, prisonniers de la ville, et promenaient à tour de rôle le chien qui n'en demandait pas tant.

On se méfia les uns des autres, on fit des réserves de P.Q. pour tenir le siège, et on se gava d'émissions télévisées plus anxiogènes les unes que les autres. On ne voulut pas croire à l'impuissance médicale, on cria au scandale, et... on se passionna pour les thérapeutiques alternatives.

Les feuilles de chou

Elles vivaient toutes les trois dans leur vieille demeure. Les deux vieilles filles et leur vieille mère, qui n'allait pas bien. Elles me firent entrer « en cachette ». On ne devait pas être vus. Parce qu'un réseau de gens malfaisants tentait de les détruire… Ces méchantes gens les espionnaient. Une société secrète était à l'œuvre. Des ondes néfastes envahissaient le logis et la pauvre mère se délitait inexorablement. C'est pourquoi les deux vieilles filles inquiètes faisaient appel à la médecine…

Je découvris une vieille dame quasi centenaire, proche de la fin. Heureusement, il y avait les feuilles de chou. La vieille dame était enveloppée de feuilles de chou. Sur le crâne, autour du cou, sur le thorax, l'abdomen, les cuisses, le dos, le sacrum. Je fis ce que je pus… À leur demande, je revins régulièrement.

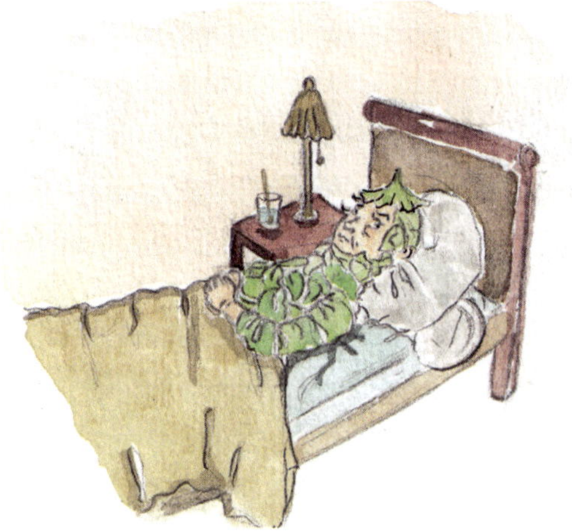

Un jour d'orage, elles demandèrent une visite à domicile. J'arrivai précisément au moment où l'orage éclatait. Quel spectacle ! Les deux vieilles filles, les cheveux hirsutes et les longues jupes du siècle dernier au vent, couraient autour de la maison en déversant de la cendre.

Je dus attendre que la grande maison fût totalement circonscrite par le filet de cendres qui allait la protéger de la foudre avant de pouvoir entrer.

Un jour, malgré les feuilles de chou, la vieille mère trépassa. À leur tour, les deux filles tombèrent malades et je revins moult fois. J'essayais de leur faire entendre raison. Elles n'apprécièrent pas et se retournèrent contre moi : « Vous aussi, vous faites partie de la société secrète ! » Elles se mirent à me haïr. Je n'ai plus jamais été appelé chez elles.

Trois ans plus tard, je reçus un appel. L'homme se présenta. « Je suis le fils de Madame X. Je souhaiterais avoir des nouvelles de ma mère… » Les deux vieilles sœurs avaient réussi à dissimuler le décès de leur mère au reste de la famille pendant plus de trois ans.

Fameux remède

J'ai été très marqué par la façon dont on m'a appris à faire un examen médical. C'était au début de la troisième année des études de médecine. Nous voilà, quatre étudiants timides et rougissants autour d'un malade alité, sous l'autorité d'un jeune agrégé que j'admirais énormément et qui fut un modèle pour moi.

« Mes jeunes confrères, voici comment vous devez mener l'examen médical. Après un interrogatoire attentif, vous demanderez au patient de s'allonger, et vous commencerez par examiner les pieds, puis les mollets, puis les genoux, puis l'abdomen, et ainsi de suite jusqu'au cuir chevelu. Aucune parcelle du corps ne doit être négligée. »

Pendant toute ma carrière, j'ai essayé de respecter ce protocole. Les patients étaient souvent étonnés de me voir m'appliquer ainsi, surtout lorsque le motif de consultation, à leurs yeux, ne l'imposait pas. Cela me valut la réputation d'être toujours très en retard et certains me qualifièrent même de « médecin d'autrefois ».

Un jour, je suis appelé au chevet d'une très vieille dame. Sa fille, qui veille sur elle, me fait monter dans la chambre. Là, j'aperçois juste les yeux et le bout du nez de sa vieille mère, qui est enfouie sous d'énormes couvertures et de volumineuses couettes lui remontant jusque sous les narines. Un gros bonnet en laine lui recouvre la tête jusqu'aux sourcils.

Je procède à l'interrogatoire attentif puis attaque, en bon élève, l'examen médical. Comme j'ai beaucoup à faire et que je suis pressé, j'ouvre le lit énergiquement. Je soulève, ou plutôt arrache, draps, couettes et couvertures avec vigueur. Et là, je vois dégringoler du lit d'innombrables savonnettes qui avaient été déposées tout le long du corps de la vieille dame souffrante. Sa fille m'explique alors que les savonnettes disposées ainsi le long du corps ont des vertus thérapeutiques remarquables. On peut aussi, me dit-elle, disposer des marrons d'Inde dans le lit.

Et la patiente guérit ! Je n'ai jamais su si cette guérison avait été obtenue grâce à mon traitement, grâce aux savonnettes, ou grâce à la bonne Mère Nature.

Le « huilome »

Je ne me souviens pas avoir entendu parler de cette maladie pendant toutes mes années d'études médicales. Je ne connaissais pas cette affection, que j'ai donc découverte en consultation.

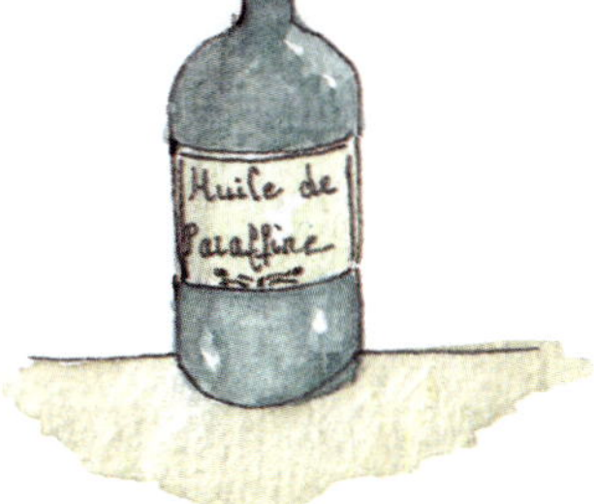

Une vieille dame vient un jour me consulter en raison d'une toux incessante. L'examen clinique s'avère normal. Les examens complémentaires également. La vieille dame revient me consulter : « Docteur, j'ai un huilome.

— Un huilome ?

— Oui, un huilome... »

Alors elle m'explique qu'elle avale chaque jour de l'huile de paraffine en raison d'un transit intestinal paresseux. Et comme elle a aussi un reflux gastro-œsophagien, l'huile ingérée remonte dans les bronches pendant la nuit, quand elle est allongée. Et l'huile, me dit-elle, « c'est très toxique pour les bronches. J'ai lu cela dans une revue. »

Le pneumologue consulté est sceptique. La fibroscopie bronchique ramène de l'huile. Plusieurs lavages bronchiques sont nécessaires et, depuis, elle ne tousse plus.

La vieille dame avait fait le bon diagnostic, malgré la rareté de cette maladie. Cela m'invita à porter un autre regard sur les « croyances » de mes patients.

Rebouteux malgré lui

En consultation.

« Mais si, mais si, mais si ! Il y a deux ans, en sortant de chez vous, j'étais complètement guéri ! C'est pour ça que je reviens vous voir aujourd'hui. J'ai à nouveau les vertèbres cervicales déplacées. Je les ai bien senties sauter.

— Vous devez me confondre avec quelqu'un d'autre.

— Mais non, je vous assure ! C'est bien de vous qu'il s'agit !

— Vous croyez vraiment ? Alors je vais refaire ce que je fais à chaque patient souffrant de la colonne vertébrale, je vais vous examiner. »

Le patient se dévêt, je regarde la colonne dans son ensemble, je la lui fais fléchir prudemment à droite, à gauche, en avant, en arrière, je palpe les muscles paravertébraux à droite, à gauche, je presse de haut en bas les apophyses épineuses de chaque vertèbre. Mais le miracle ne se reproduisit pas.

Gens des villes, gens des champs

La vache d'un de mes patients, agriculteur, est en train de vêler sans assistance dans un champ, en bordure du chemin de grande randonnée.

Passent des randonneurs, qui s'apitoient sur le triste sort de la future mère. Indignés, ils vont porter plainte à la gendarmerie contre l'éleveur, à leurs yeux inhumain.

Les gendarmes prennent note de leur plainte, puis convoquent l'éleveur pour lui demander de faire en sorte que les vêlages ne soient plus étalés ainsi au grand jour afin de ne pas choquer les touristes. L'éleveur, convaincu que la plainte et la requête sont officielles, entre dans une telle rage qu'il en prend peur de lui-même et court me consulter.

Il arrive comme un fou au cabinet médical, passe devant tout le monde, entre violemment dans mon bureau et s'exclame : « Je vais faire un malheur ! »

Il souhaite que je lui prescrive un solide calmant pour éviter de commettre l'irréparable.

La plante verte

« Mais non, Ernest, ce n'est pas la peine de déranger le docteur pour ça ! Tu te sens fatigué ? Mais c'est normal, c'est le printemps ! C'est toujours comme ça, au printemps, c'est la montée de la sève ! Tu avais ressenti la même fatigue en octobre dernier. Là, c'était la chute des feuilles ! C'est la nature, Ernest, c'est la nature. »

C'est le foie !

« Alors voilà, Docteur, je viens de consulter un naturopathe et… »

Je m'exclame aussitôt, lui coupant la parole :

« Et vous avez le foie malade, forcément !

— Effectivement, il a vu que c'était le foie. Comment le savez-vous ? Il vous a appelé ?

— Il ne m'a pas appelé, mais j'avais une chance sur trois de deviner ce qu'il vous a dit : soit c'est le foie qui est engorgé (il faut le détoxiquer), soit c'est la rate qui est congestionnée et qui comprime le sympathique (il faut drainer), soit c'est le psoas qui se contracte à cause d'énergies contraires. Mais c'est le foie qui revient le plus souvent . Il est l'organe préféré des naturopathes et des adeptes de la médecine douce.

— C'est pour ça, Docteur, que je veux une prise de sang. »

Comme on pouvait s'y attendre, le bilan biologique est parfait.

« Vous voyez, Docteur, on ne peut plus faire confiance à la médecine conventionnelle. Ni vous ni les analyses sanguines ne décelez mon affection. Le naturopathe, lui, fait de la médecine anthroposophique...

— Je comprends. Voilà qui explique tout. »

Animaliste

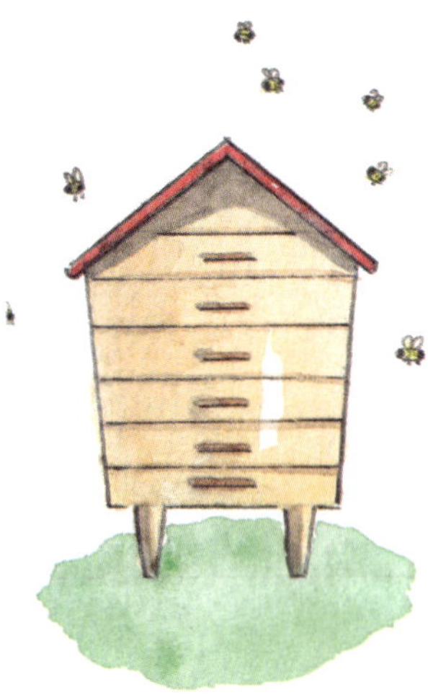

En consultation.

« C'est ma tante qui m'a dit de venir vous consulter. Vous la connaissez bien, elle vient chez vous. Elle m'héberge pendant l'été parce que j'ai trouvé un petit travail estival. Ma tante dit que je ne vais pas bien. Alors elle insiste. Moi, je pense que la consultation ne servira à rien, mais je suis quand même venue pour avoir la paix. Elle trouve que je suis fatiguée. C'est un peu vrai.

« J'ignore ce que je vais devenir. J'ai abandonné mes études qui ne m'intéressaient plus. Ma tante dit qu'il faut que je change d'orientation. Moi, ce qui me plairait, ce serait un travail dans la nature. D'ailleurs je fais partie d'associations pour la sauvegarde des oiseaux et de la biodiversité. C'est comme ça que j'ai trouvé ce job d'été. Le Conseil général m'a demandé de faire le comptage des nids de goélands sur la côte pour envisager un plan de limitation des naissances. Je suis déçue, parce que je m'ennuie dans ce job. Et de toute façon, en septembre, le contrat s'arrêtera…

« Alors je perds le sommeil, je cogite toutes les nuits et le matin, j'ai du mal à démarrer. Je trouve que je vis dans un monde lamentable. La vie a bien peu d'intérêt et la mienne encore moins. Je crois que je vais tout plaquer. Vous voyez bien que vous ne pouvez rien pour moi ! »

Tout en l'écoutant, je cherche une réponse qui pourrait l'aider et je pense au monde merveilleux des abeilles :

« Pourquoi ne feriez-vous pas une formation dans le domaine de l'apiculture ? »

Alors elle se lève et, sur un ton outré, s'exclame :

« Jamais je n'exploiterai les animaux ! Jamais ! »

Le complexe du cordonnier

« *Ultracrépidarianisme* : comportement qui consiste à donner son avis sur des sujets à propos desquels on n'a pas de compétence » (Larousse). Affirmer sans savoir.

Le terme provient de la locution latine « *Sutor, ne supra crepidam* », qui signifie littéralement « Cordonnier, pas plus haut que la chaussure », que l'on peut rapprocher de l'expression « À chacun son métier ».

Les ultracrépidarianistes, on les retrouve partout. Ce sont ceux, par exemple, qui expliquent aux scientifiques l'efficacité ou la dangerosité d'un vaccin, d'un traitement, d'un protocole de prise en charge par ailleurs mûrement réfléchi. Les cabinets médicaux en regorgent.

Le mont Saint-Michel

« Docteur, je viens vous consulter parce que j'ai appris que vous veniez d'avoir un garçon après quatre filles. Alors, je voudrais savoir. Comment avez-vous fait ?

— Je vais vous le dire. Pour avoir un garçon, au moment crucial, il faut s'orienter vers le mont Saint-Michel. »

La patiente éclata de rire et je fis de même.

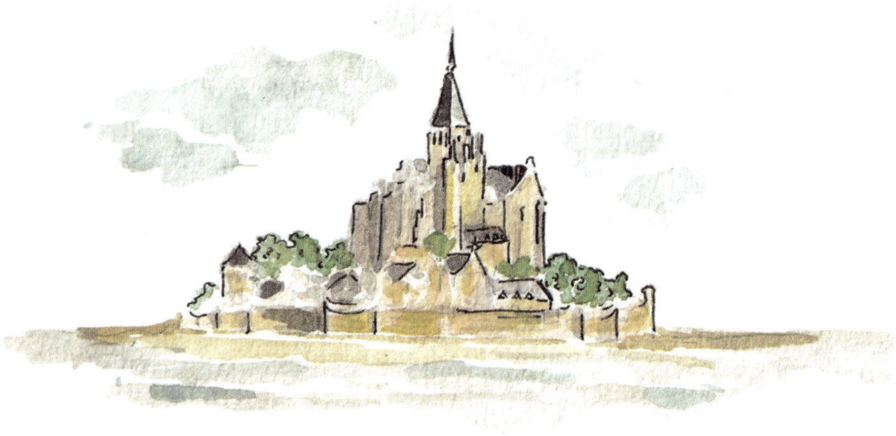

Pourquoi ?

En consultation.

« Monsieur, vous n'êtes pas guéri et j'en suis vraiment navré. Vous n'êtes donc pas à l'abri d'une récidive. La pose de stents sur vos artères bouchées n'empêchera pas d'autres artères de s'obstruer à nouveau. Pour l'empêcher, vous n'avez d'autre choix que de manger mieux, de marcher davantage et de prendre de l'aspirine et des statines tout au long de votre vie. Je comprends que cela vous déplaise, mais il vous faut admettre que vous n'êtes pas guéri, hélas.

« Vous dites que les médecins “emmerdent les Français” ? Que nous touchons des pots-de-vin à chaque boîte de médicament vendue et que nous sommes à la botte de l'industrie pharmaceutique ? Vous avez entendu cela à la télévision ? Mais alors, pourquoi venez-vous me consulter ? »

3. Les patients et leurs droits

La médecine est un service auquel on a droit. Un droit que certains n'hésitent pas à revendiquer.

J'ai cotisé !

En consultation.

« J'ai cotisé pendant toute ma carrière professionnelle, donc j'en ai le droit. Si, Docteur, ça aussi, il faut le marquer sur l'ordonnance. Ça ne coûte que 2,50 euros ? Et alors, un sou est un sou ! Vous dites qu'il faut privilégier le remboursement des maladies graves ? Il n'y a pas de raison. J'ai cotisé, j'en ai le droit. Moi, je n'abuse pas. »

La patiente fait son marché

« Bonsoir, Docteur. Vous travaillez bien tard ! Ce doit être bien pénible pour votre dame ! Alors voilà. Je ne voulais pas vous déranger, mais j'y suis contrainte par notre gouvernement lamentable et ses lois stupides. L'instauration du parcours de soins m'oblige à vous consulter pour avoir mes rendez-vous, comme si vous n'aviez que cela à faire ! Quelle honte !

« Je vous explique. Le kinésithérapeute m'a dit que, sans ordonnance, je ne serai pas remboursée et qu'il ne me prendra pas en charge de toute façon. Alors il me faut une ordonnance. Tant qu'à faire, mettez-moi des massages du cou, du dos et de l'épaule gauche.

« Et aussi pour l'ostéopathe qui me remet régulièrement des vertèbres – je me demande si je ne vais pas changer d'ostéopathe, parce qu'avec celui-là, ça ressaute toujours. La mutuelle me dit qu'avec votre ordonnance, je serai remboursée.

« Et il ne faut pas oublier de me faire une demande pour ma cure thermale. Je voudrais la faire en septembre, en Provence. Pouvez-vous mentionner deux indications : « Rhumatologie » et « Maladies cardio-vasculaires » ? Pourriez-vous me préparer le dossier ?

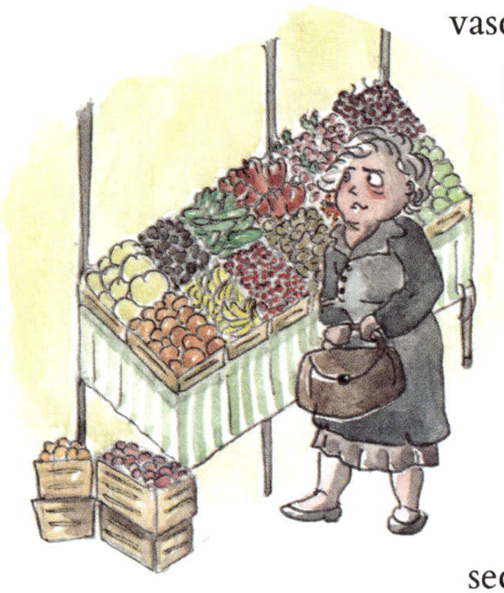

« Et aussi, une lettre pour le rhumatologue et le dermatologue. Ce n'est pas pressé, mais il me les faudrait d'ici peu. Pas ce soir, vous avez trop de retard, faites-moi ça plus tard. Je repasserai dans quelques jours et votre secrétaire me remettra les lettres.

« Et il faut que je refasse ma prise de sang. Alors là, une complète, et n'oubliez pas le fer. Et la même prise de sang pour mon mari, avec la prostate.

« Et dites-moi, est-il nécessaire d'avoir une lettre pour l'ophtalmologue et pour le gynécologue ? Les secrétaires des spécialistes disent toutes que, si vous appelez vous-même pour moi, vous m'aurez un rendez-vous dans peu de temps. Donc, je vous laisse faire, Docteur, n'est-ce pas ? »

Je jette un coup d'œil à ma montre : 21 h 10. La moutarde me monte au nez. Je ne rédige aucun document et lui demande de changer de médecin. Elle repart de mon bureau, stupéfaite. Elle n'a pas changé de médecin.

Le bridge

En visite à domicile.

Une feuille est collée sur la porte d'entrée.

« Docteur, je n'ai pas pu vous attendre. Je joue au bridge cet après-midi. Demain, entre 10 h 30 et midi me convient parfaitement. »

Hector

« Alors voilà, Docteur. Ce n'est pas pour moi, c'est pour quelqu'un qui m'est très cher. Il présente une insuffisance cardiaque et respiratoire. Il est très âgé et il est à court de traitement. Pouvez-vous le dépanner ? Il lui faut du Furosémide, du Digoxine, du Diffu-K... »

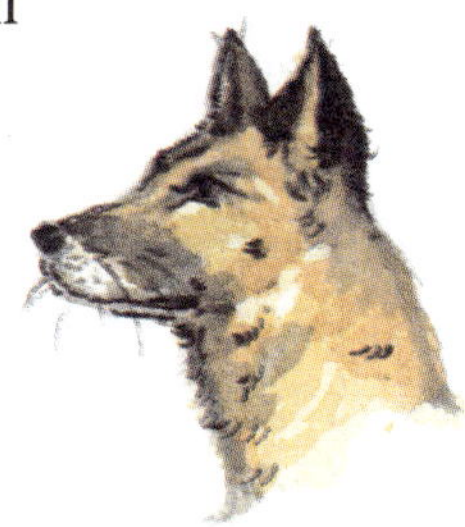

Je prends une ordonnance, un stylo et je m'apprête à écrire :

« Comment s'appelle le patient ?

— Vous comprenez, Docteur, les soins, ça me revient très cher et je n'ai pas trop de sous. C'est pour Hector, mon vieux berger allemand. Vous comprenez ? »

Les certificats

« Docteur, on vous apprécie beaucoup, depuis le temps que vous nous soignez ! Vous faites partie de notre famille. Justement, ma femme et moi partons la semaine prochaine dans les Alpes et notre fils, qui est étudiant à Paris, voudrait venir avec nous. Vous savez comme la vie des étudiants à Paris est fatigante. Il a tant besoin de repos… Alors, un petit certificat de votre part justifiant la nécessité d'un repos pendant huit jours pour raison médicale nous arrangerait bien. Vous comprenez, Docteur ? »

*

« Docteur, j'ai payé l'inscription pour une année entière dans une salle de sport mais, finalement, j'ai changé d'avis. Je voudrais faire un autre sport. Avec un certificat de votre part attestant que je suis inapte, je serai remboursé de la totalité de la somme. Et aussi, faites-moi donc en même temps un certificat d'aptitude pour le nouveau sport. Vous seriez gentil. »

Pas vu, pas pris

Depuis une quarantaine d'années, ce vieux couple parisien et leur fille célibataire passent l'été sur la côte d'Émeraude, dans sa belle maison de vacances. Mais cette année, ils ont bien failli ne pas pouvoir venir. Le vieux monsieur n'allait pas bien. Heureusement, une certaine amélioration de dernière minute a permis le voyage. Mais la maladie a repris, et le vieux monsieur a trouvé le moyen de décéder sur son lieu de vacances.

Le caveau familial étant situé à Paris, il faut organiser le transport du corps. 400 kilomètres… L'opération s'avère très onéreuse. Mais c'est sans compter sur la débrouillardise de la vieille fille ! Elle se démène, soudoie un ambulancier et arrive à le convaincre malgré le risque qu'il encourt – à savoir, perdre son travail s'il est contrôlé. (Le transport de corps ne peut se faire que sous scellés apposés par la gendarmerie.)

Ils conviennent d'un prix très avantageux. L'ambulancier transportera le corps sans scellés en toute illégalité, ni vu ni connu.

Et les voilà partis. Le mort sur le brancard, la veuve à côté du mort, la vieille fille à l'avant de l'ambulance. Ils roulent vers Paris. À chaque fois qu'ils croisent un véhicule de police, ils blêmissent, ils tremblent, ils sont terrorisés… Mais tout se passe bien et les voilà arrivés à Paris.

En douce, on descend le mort et on se dirige vers la porte. Ni vu ni connu. Mais où sont les clés de la maison ? On cherche, on vide les sacs, on s'énerve, on cherche encore, on s'énerve encore plus… On a oublié les clés en Bretagne ! On palabre, on crie, on s'accuse… Alors on repart en sens inverse avec le mort, la veuve et la vieille fille.

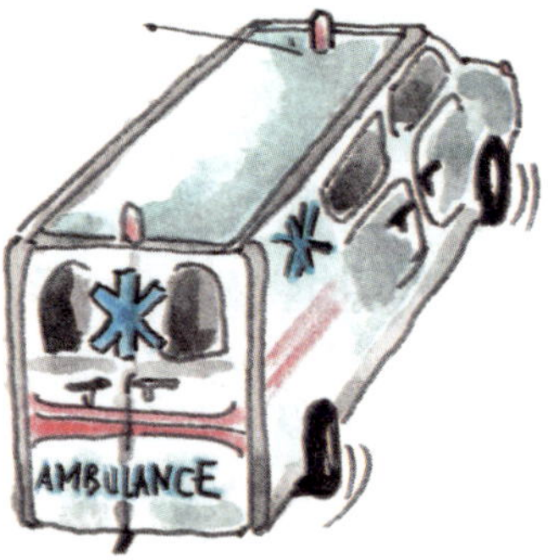

Arrivés au point de départ, on récupère vite les clés et vite, on repart à Paris avec le mort, la veuve et la vieille fille, en tremblant encore plus. Ni vu ni connu.

Inutile de dire que le budget initial fut largement dépassé. Et que l'ambulancier, qui faillit bien mourir de peur, jura qu'on ne l'y reprendrait plus.

Le taxi-ambulance

« Quand même, Docteur, je pourrais bien être à 100 % ! Vous connaissez mon voisin. Je vous vois aller chez lui sans arrêt. Quand même, il a tout fait pour être malade. Il a fumé cigarette sur cigarette toute sa vie ! Et toujours un verre de cognac à la main !

« Et il n'a pas trop travaillé. Il a bien profité du système, quand même ! Et maintenant, tout lui est remboursé. Le taxi ambulance vient le chercher tous les matins et le ramène chez lui tous les soirs. Et l'infirmière vient deux fois par jour, même le dimanche. Tout ça aux frais de la princesse ! Vraiment, Docteur, ce n'est pas juste. »

Le trou

L'épidémie de gastro-entérite bat son plein en ce mois de février. J'assure, seul, la garde d'un week-end pour tout notre secteur. Je suis submergé. J'ai beaucoup de retard.

Ce dimanche-là, une visite à domicile est demandée en fin d'après-midi. Je l'ajoute à ma longue liste et j'arrive chez le malade vers 22 heures.

Je gare ma voiture à l'endroit indiqué et pars à pied dans le hameau à la recherche de mon malade. Il fait nuit noire, je ne vois rien, aucune lumière. Aucun lampadaire pour m'aider. Je finis par apercevoir une fenêtre éclairée dans un ensemble de maisons en cours de construction.

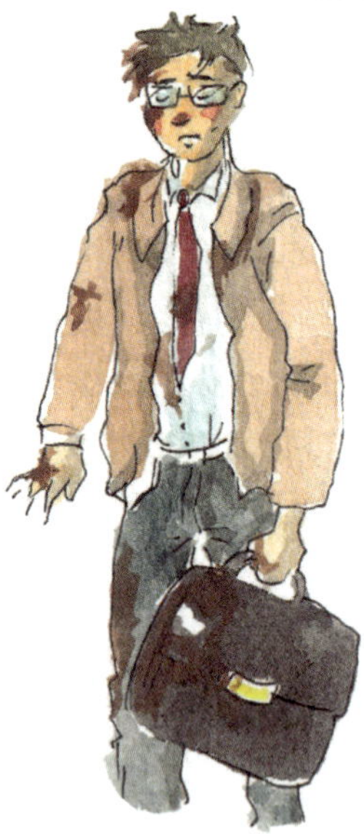

Je m'approche des lumières et je tombe de tout mon long dans les fondations d'une future maison. Je me fais mal, le sol gelé m'a bien écorché. Je suis un peu sonné, mais je parviens à m'extraire du trou. Je reprends mes esprits et frappe à la porte. Je me présente, le pantalon déchiré, les mains boueuses.

« Ah, c'est vous, Docteur ! Mais il ne fallait pas vous déranger à cette heure-là ! Vous auriez pu venir demain, ça pouvait attendre. On ne comptait plus sur vous, d'ailleurs, sinon, on aurait allumé la lampe extérieure ! »

La force de dissuasion

« Ah ! Vous voudriez que je vous prenne en charge ? Vous voulez changer de médecin traitant ? Parce qu'il vous soigne mal ? Et les autres aussi ? Pouvez-vous me montrer votre dossier ? Merci. Ah ! Oh ! Effectivement, votre cas est complexe. On peut comprendre que les autres médecins aient échoué. Hum, hum ! Je vois, je vois. Je n'ai jamais vu un cas comme le vôtre.

« Si, tout de même. Il y a des années, j'ai entrepris de soigner un pauvre patient qui avait une affection similaire à la vôtre, mais moins évoluée. Le pauvre, il est mort dans des souffrances atroces. Ce que je peux faire, c'est vous conseiller un de mes confrères que je connais bien et qui devrait, lui, pouvoir vous aider. Voilà une adresse… »

Le parking privé

L'été est magnifique, c'est l'affluence ! La saison touristique bat son plein. La circulation automobile dans Dinard est devenue problématique, garer sa voiture, aléatoire…

Une visite au domicile d'une vieille dame dépendante, vivant dans le centre-ville, est demandée. Je me gare sur un parking privé en mettant bien en évidence mon caducée, je mets en route les feux de détresse comme pour m'excuser, et je file chez la vieille dame.

Au retour, mon véhicule est entravé par celui du détenteur du parking privé, qu'il a placé en travers du passage.

Seul le recours à la gendarmerie pourra débloquer la situation. Le propriétaire, indigné, colonel de l'armée française à la retraite, fait mettre les deux gendarmes au garde-à-vous, leur fait promettre de me verbaliser, puis accepte enfin de libérer le passage. La négociation a duré une heure vingt.

Je n'ai point été verbalisé.

«Mon 100 %»

« Voilà, Docteur. J'arrive de la capitale et je m'installe à Dinard pour mes vieux jours. C'est une très belle ville. Je viens vous voir pour que vous renouveliez mon traitement. Je suis à 100 % pour une hypertension artérielle. Voici la liste des médicaments que mon ancien médecin m'a prescrits. »

J'examine le nouveau patient et m'exclame :

« Monsieur, avec ce traitement, vos chiffres tensionnels sont aujourd'hui parfaits ! Je ne peux que vous féliciter et vous inciter à respecter fidèlement cette prescription ! »

Pendant une dizaine d'années, je renouvelle ainsi, de six mois en six mois, cette thérapeutique irréprochable.

Un jour, le patient présente une affection aiguë, aussi je me rends à son domicile. Un antalgique ordinaire s'avère nécessaire. Il est tard, les pharmacies sont fermées et le patient jure ne pas l'avoir chez lui. Par expérience, je suis certain de le trouver dans la pharmacie domestique, mais le patient refuse de l'ouvrir devant moi. J'insiste et, à regret, mon hypertendu ouvre un grand placard.

J'y découvre des centaines de boîtes de son médicament pour l'hypertension intactes, parfaitement alignées… Dix années de traitement cardiovasculaire jamais pris… « Vous comprenez, Docteur, j'ai toujours su que mon ancien médecin avait dramatisé mon hypertension, mais, ainsi, je suis à 100 %. Et ça, je ne veux pas le perdre ! »

Comme ce patient, beaucoup de gens voient en l'obtention d'une prise en charge à 100 % un privilège, même si elle ne concerne qu'une pathologie bien spécifique. C'est un acquis qu'ils sont prêts à défendre mordicus.

Le rythme des saisons

En ouvrant la porte de la salle d'attente, je l'aperçois qui attend patiemment son tour. Elle est absorbée par sa lecture.

« Ah, me dis-je, c'est déjà le début des épreuves du baccalauréat ? Comme le temps passe vite ! »

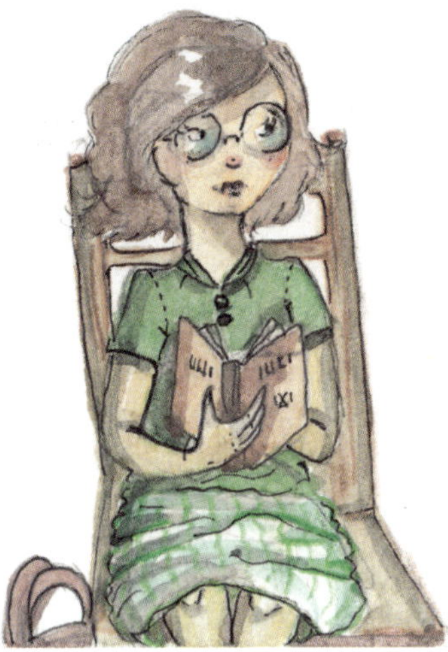

Chaque année à cette période, cette enseignante fuit la surveillance des épreuves du baccalauréat. « N'en fais-je pas assez comme cela ? », se dit-elle peut-être.

Elle vient donc chaque année chercher un arrêt de travail pour cause de fatigue extrême après la préparation au baccalauréat.

4. Fiable, mais pas infaillible

Grâce aux avancées scientifiques, beaucoup de maladies sont vaincues ou fortement atténuées. Autrefois , il y avait la fatalité, aujourd'hui, certains ont l'impression que l'on meurt davantage du fait d'« erreurs » médicales que de ces maladies, même si le traitement n'est pas suivi correctement ou si la personne consulte à un stade irréversible de la pathologie.

Comme tous mes confrères, je n'étais pas infaillible. Et l'attente des patients est telle qu'elle excède parfois les compétences des médecins. On meurt toujours et le médecin, bien souvent, ne peut empêcher cette issue fatale. Quelle désillusion ! « A-t-il vraiment fait ce qu'il fallait ? » Les reproches sont pesants.

À l'issue de six mois de stage dans notre cabinet, une interne en médecine très compétente m'a dit qu'elle préférait « renoncer à l'exercice libéral de la médecine générale en raison du comportement vindicatif de nombreux patients ». Elle ne se sentait pas capable de supporter ce jugement très présent durant toute sa vie professionnelle.

Il m'est arrivé, pour ma part, d'éviter certains lieux publics de peur de croiser d'éventuels patients déçus. Aujourd'hui encore, alors que je n'exerce plus, je ressens parfois une petite appréhension lorsque je rencontre une personne qui dit m'avoir consulté autrefois. J'ai toujours un doute. A-t-elle été satisfaite ? Mais cette inquiétude cesse dès que cette personne m'a rassuré sur l'évolution de la maladie à l'origine de la consultation relatée.

La faute médicale

C'était un gros fumeur, jamais sevré. C'était aussi un gros buveur, jamais abstinent. C'était un homme anxieux, inquiet de son avenir, qui dissimulait ses peurs derrière une jovialité excessive. Il était très volubile. Il redoutait par-dessous tout l'apparition d'un cancer et conjurait le sort en multipliant les consultations médicales. Il essayait de m'accaparer, de m'inviter chez lui, ce que je déclinais systématiquement. À la

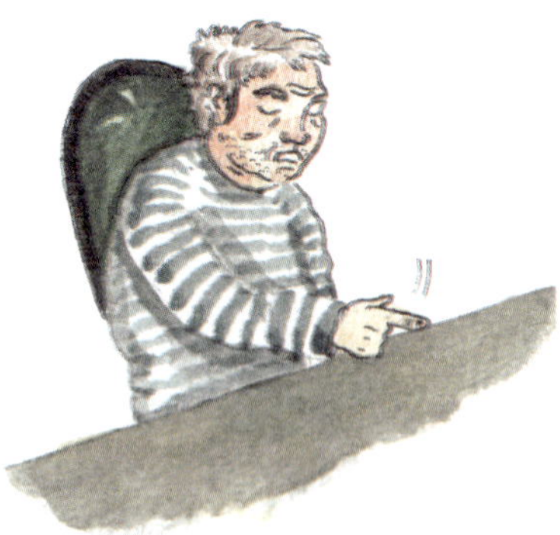

fin de chaque consultation, c'était toujours la même conclusion : de gros râles de bronchite tabagique et la nécessité d'un changement radical d'hygiène de vie… jamais obtenu.

Un jour, il toussa un peu plus. On refit une énième radio et l'on identifia un cancer bronchopulmonaire.

Je n'avais pas réussi à conjurer le sort. Le patient m'en voulut beaucoup. Il ne décéda pas de sa maladie, mais de « faute médicale ». La mienne…

Le goitre plongeant

Très souvent, dès l'ouverture du cabinet médical, elle appelait et demandait que je passe chez elle le plus vite possible. « En fin de nuit, j'étouffe… » disait-elle.

À chaque fois, je me rendais chez elle dès que possible et, à chaque fois, j'arrivais « après la bataille ». Aucune gêne respiratoire, aucun trouble apparent. On fit appel à des spécialistes, pneumologues, cardiologues, mais on ne trouva rien de probant. Je lui conseillais de se rendre aux urgences de l'hôpital au moment des crises, ce qu'elle fit plusieurs fois, en vain. On ne trouva jamais rien d'anormal. Le temps du déplacement à l'hôpital, la crise était terminée. On parla alors… d'anxiété.

Un jour, elle part en voiture avec sa fille pour faire quelques courses. C'est un après-midi agréable. Sa fille devant faire un dernier achat, elle préfère attendre dans la voiture, car elle a déjà beaucoup fait, beaucoup marché cet après-midi-là, et elle sent la fatigue la gagner. Elle écoute donc la radio, bien au chaud, bien au calme, dans l'automobile garée sur le parking. Tout à coup, elle se sent étouffer. La crise démarre et prend une ampleur dramatique. Elle ne peut ni appeler ni bouger. Elle suffoque. Elle sent qu'elle va passer.

Alors, désespérée, elle tape frénétiquement contre les vitres. Peut-être qu'un passant l'entendra.

Heureusement, un passant la voit et donne l'alerte. Le Samu et les pompiers arrivent, toutes sirènes hurlantes. Quand la patiente est déposée aux urgences, la crise est terminée. On décide donc de la garder à l'hôpital. Chacun donne son avis. Finalement, l'hypothèse d'une maladie cardiovasculaire est fortement suspectée et on décide de la faire entrer dans le service des soins intensifs pour pouvoir la surveiller pendant quelques jours. Il ne se passe rien.

Alors, on palabre et on place la pauvre dame en pneumologie. Il ne se passe rien. Alors, on la déplace encore et elle atterrit en médecine générale. Et il ne se passe rien... On demande à un ORL de voir s'il n'y aurait pas une anomalie au niveau du larynx, on ne trouve rien. Le retour à domicile est programmé.

La veille du retour, un scanner thoracique est enfin effectué. Il avait été programmé, mais n'avait pu être réalisé en raison de problèmes techniques et, surtout, d'une surcharge de demandes « pressées » ou « urgentes ». On découvre alors une volumineuse tumeur de la glande thyroïde, non pas en position cervicale comme cela aurait dû être le cas, mais en position anormale, plongeant dans le thorax, comprimant ainsi par intermittence le larynx. C'est ce que l'on appelle un « goitre plongeant ». La patiente est opérée et en guérit totalement.

À la sortie de l'hôpital, elle porte plainte contre moi. Non pas contre les différents spécialistes qui s'étaient penchés sur son cas, mais contre moi... Un non-lieu est prononcé.

La veille du 15 août

La saison touristique bat son plein. Le temps est magnifique. La cité balnéaire grouille de vacanciers.

Ce soir, un grand feu d'artifice sera tiré. Les gens affluent déjà.

Le cabinet médical est assailli de demandes. Il y a les otites des baigneurs, les angines estivales, les gastro-entérites des jeunes enfants, les cystites des jeunes femmes, les brûlures par le soleil, les hameçons plantés dans la joue, dans l'oreille ou la cuisse, il y a les angoisses des grands-mères, les rancœurs des belles-filles, les accidents de sport, les ordonnances de traitements au long cours oubliées, perdues, à refaire…

Rien ne peut attendre, d'autant plus que le lendemain, c'est jour férié. Nous sommes à la veille du 15 août. Le cabinet médical est transformé en ruche et les secrétaires ne savent plus où donner de la tête.

Une de mes fidèles patientes appelle vers 10 heures et me demande de passer chez elle dès que possible pour sa fille, âgée de 40 ans. Elle est arrivée de Paris la veille pour se reposer. La secrétaire répond que je ne pourrai passer que dans l'après-midi, après les consultations du matin.

Une demi-heure plus tard, la vieille mère, inquiète, renouvelle son appel. La même réponse lui est faite. Mais devant son insistance, la secrétaire me met en contact téléphonique avec elle :

« Ah, Docteur, ma fille n'est pas bien du tout. Elle est très stressée. Son mari vient de la quitter. En plus, il y a trois jours, elle a eu un accident de voiture, elle a fait un tonneau. Elle a mal partout. Mal au cou, mal à l'épaule gauche. Elle est épuisée… Elle m'inquiète. »

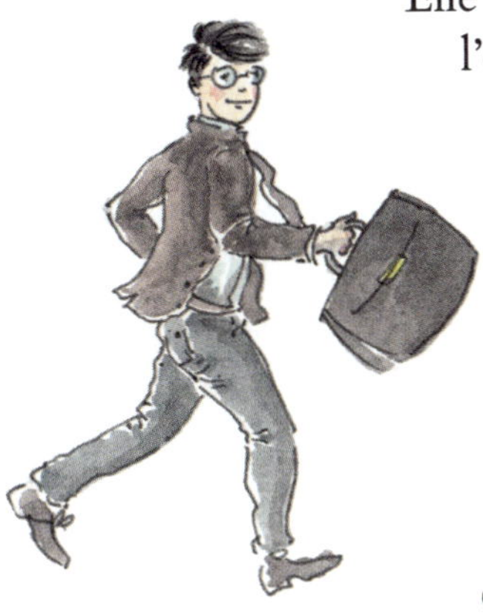

Je lui confirme que je serai chez elle dans l'après-midi. Elle me demande si, en attendant, elle peut lui faire prendre du paracétamol. Je lui confirme qu'elle peut lui donner du paracétamol et je reprends mes consultations.

Une demi-heure plus tard, pour la troisième fois, la vieille mère rappelle, de plus en plus inquiète. Sa fille « n'est vraiment pas bien ». Le hasard fait qu'un patient ne vient pas à son rendez-vous. Je profite de de ces quelques minutes de battement pour me rendre chez la patiente. Sa fille est là, étendue sur le canapé du salon. Elle est décédée.

L'ex-mari porte plainte contre moi pour « prescription par téléphone ». Un non-lieu est reconnu.

Pauvre Madame Gisèle

Elle m'a certainement consulté plus de trois cents fois, ces dernières années. Tout était prétexte à consultation. Elle en voulait à la terre entière. Son insatisfaction était permanente. Je redoutais sa venue. De nos entretiens, je ressortais vidé.

Un jour, elle s'est plainte de douleurs abdominales. Il n'a pas été jugé nécessaire de refaire des examens complémentaires : tous, jusqu'alors, étaient toujours désespérément normaux. On a laissé passer du temps…

Jusqu'à une certaine nuit, où elle fut conduite aux urgences pour une occlusion intestinale. On a découvert une carcinose péritonéale à point de départ ovarien, un cancer très grave et très évolué. On n'a rien pu faire. Le chirurgien a ouvert et… refermé. On l'a renvoyée chez elle.

C'est à ce moment-là qu'elle m'a fait venir à son domicile, où elle m'attendait de pied ferme.

Après avoir soigneusement refermé la porte de la cuisine où elle se tenait, elle a saisi un grand couteau et a essayé de me le planter dans le ventre. Je fus stupéfait de la force qu'elle conservait, malgré la toute récente opération.

Son fils, qui faisait deux fois ma taille, est arrivé et s'est interposé. Il m'a saisi par les épaules et m'a jeté dehors, du haut du perron, que j'ai dévalé misérablement.

Il a accompagné ma fuite lamentable de toutes les injures possibles et imaginables, sous le regard médusé des passants.

J'ai transféré le dossier de sa mère à un autre cabinet médical.

Un petit mois plus tard, elle est revenue me voir en se traînant, soutenue par son fils. Elle m'a demandé de la suivre jusqu'au bout. Et je l'ai suivie jusqu'au bout.

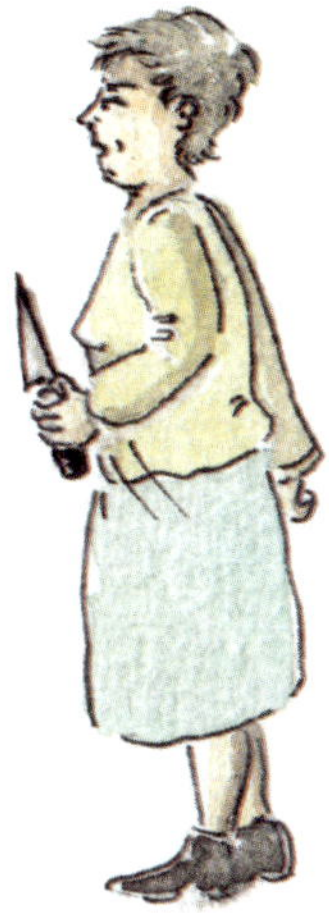

« Assassin ! »

Maudite tronçonneuse qui ne démarre jamais quand il le faut ! Je fais la queue au guichet du service après-vente du grand magasin où je l'ai achetée. Il y a beaucoup de monde.

Tout à coup, je l'aperçois qui patiente dans la queue comme moi. Un instant, j'ai envie de me dérober, j'hésite… Mais il me voit. Alors, d'une voix tonitruante qui résonne dans le hall du grand magasin, il hurle :

« AH ! DOCTEUR FERRIEU ! VOUS N'ÊTES DONC PAS ENCORE EN RETRAITE ? VOUS ALLEZ ENCORE TUER COMBIEN DE GENS COMME ÇA ? »

Le temps s'arrête. Les clients aux alentours se retournent, les guichetiers suspendent leurs gestes. Tous les regards convergent vers moi. J'aimerais rentrer sous terre. Il prend alors à partie les clients médusés. Je tente de me justifier :

« Mais pourquoi avez-vous attendu un an avant de venir me montrer cette grosseur ? »

Il se remet à crier et à vitupérer. J'ai l'impression que chaque seconde est un siècle… Un agent de la sécurité intervient et je peux enfin m'échapper.

Maudite tronçonneuse !

Le grand génocide

« Docteur, je suis vraiment déçu par votre comportement. Je n'aurais jamais pensé ça de vous. Mais comme tous vos complices, vous serez rattrapés par un grand procès, plus important encore que celui de Nuremberg. Quand tout ça sera terminé, vous serez jugés impitoyablement pour ce crime contre l'humanité que vous êtes en train de perpétrer, bien plus grave encore que celui commis par Adolf Hitler.

« Votre collaboration avec ce gouvernement assassin, personne ne vous la pardonnera. Vous aurez à répondre devant l'Histoire du génocide dont vous êtes un artisan en vaccinant contre la Covid ! Soyez-en certain ! »

5. L'automne avant l'hiver

De toutes les régions de France, Dinard et ses alentours détiennent le record de longévité. C'est d'ailleurs là que l'on rencontre le plus grand nombre de centenaires.

1. Le grand âge

Réalisme

« Docteur, je viens vous voir parce que j'ai des troubles de l'équilibre. J'ai du mal à me déplacer et je tombe facilement. Cela m'ennuie beaucoup car, la semaine prochaine, je pars avec toute ma famille à Venise.

« J'ai pris l'habitude de l'inviter au grand complet tous les dix ans pour faire un magnifique voyage. Pour mes 50 ans, nous sommes allés à Budapest. Pour mes 60 ans, nous sommes allés en Sicile. Pour mes 70 ans, nous sommes allés en Irlande. Pour mes 80 ans, nous sommes allés en Bavière.

Et cette fois-ci, nous partons pour Venise dans huit jours. Mais ensuite, j'organiserai un voyage familial tous les ans, cela me paraît plus sage. Qu'en pensez-vous, Docteur ? »

L'élection présidentielle

« Ah, Docteur, quel dommage que la campagne électorale soit achevée ! Cela m'a passionné ! J'ai suivi tous les débats de tous les candidats ! Mais je ne pense pas pouvoir suivre la prochaine élection présidentielle. Je fête mes 108 ans dans quelques mois. »

Le traducteur de braille

« Non, vraiment Docteur, je ne m'ennuie pas, je vous assure ! Les journées sont même trop courtes. J'ai énormément de travail ! J'ai pris du retard ! »

Tous les matins, après avoir effectué les soins d'hygiène corporelle, l'infirmière installe le vieil érudit centenaire à son bureau qu'il ne quittera que le soir, quand elle reviendra. Elle le place à la toute fin de sa tournée vespérale pour lui laisser le plus de temps possible à son bureau avant de l'installer pour la nuit. Il a beaucoup de travail et les journées ne suffisent pas…

Il traduit des romans en braille pour une association de malvoyants.

L'Incarnation

Aujourd'hui, rattrapés par le temps, atteints par la dépendance, les voilà tous les deux contraints à entrer dans un EHPAD. Les voilà tous deux *placés*…

Le désespoir est immense. Ils sont là, abandonnés.

Je me rends dans leur établissement et frappe à leur porte.

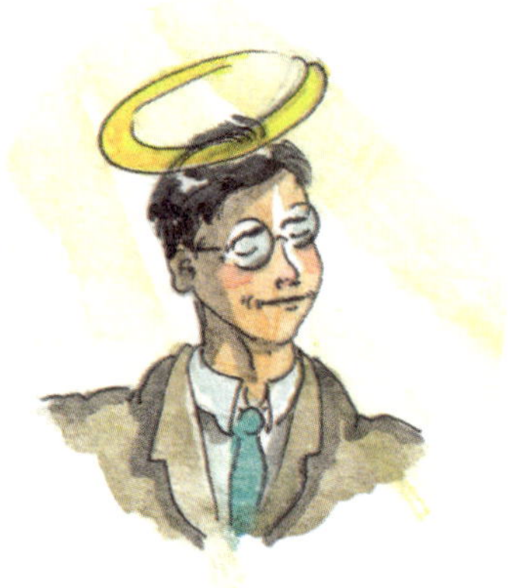

« Ah ! Monsieur le Docteur ! Vous êtes venus jusqu'à nous ! Vous êtes le Christ vivant, incarné sur Terre !

— Vraiment ? C'est mon épouse qui va être surprise ! »

Maman

Elle avait dû se résoudre à faire entrer sa vieille mère dans notre EHPAD. Elle l'aimait tant, sa vieille maman… À son tour, c'est elle qui la maternait, qui la protégeait, qui la surprotégeait même, de façon obsessionnelle.

Elle l'aimait tant, sa maman. D'ailleurs elle n'avait plus qu'elle à aimer. Comment pourrait-elle vivre sans elle ? Elle ne voulait pas qu'elle meure. Elle refusait même d'y penser. D'ailleurs, de nos jours, ne vit-on pas très vieux ? Au-delà de 100 ans ? Et puis, après tout, « ma mère n'a que 94 ans », se rassurait-elle. « Avec une insuffisance rénale et une mémoire déficiente, c'est tout. Elle est tellement gentille, maman ! »

Mais voilà, elle avait dû la faire admettre dans notre EHPAD parce qu'elle-même devait subir une grave opération. Elle l'aurait bien confiée à son frère, mais elle ne pouvait guère lui faire confiance, il s'en serait mal occupé. Mais c'était sûr, dès qu'elle irait mieux, elle la reprendrait chez elle, enfin si elle en avait la force.

La vieille dame s'habitua bien à l'EHPAD. Chaque matinée, chaque soir, sa fille lui téléphonait.

Un matin comme tous les matins, l'aide-soignante l'aida à s'installer sur son fauteuil hygiénique. Une demi-heure plus tard, lorsqu'elle repassa dans sa chambre, elle trouva la vieille dame inanimée.

Depuis, sa pauvre fille, désespérée, cherche toujours à savoir de quoi est morte sa mère, quelles ont été ses dernières paroles et ses dernières pensées. Elle continue à harceler les médecins et le personnel soignant pour le savoir.

La boîte en carton

« Mon aide-ménagère m'a dit que c'était trop tôt, qu'on allumerait le chauffage dans une semaine, lors de son prochain passage. Mais moi, je trouvais qu'il faisait un froid glacial, alors je suis descendue dans la cave. J'ai bien refermé la porte derrière moi pour ne pas refroidir davantage la maison, et j'ai descendu l'escalier.

« Je suis allée jusqu'à la chaudière et j'ai essayé d'atteindre les interrupteurs. Comme ils étaient trop haut, j'ai grimpé sur une caisse en bois et je suis tombée. Je me suis fait très mal.

« Alors je me suis traînée et j'ai essayé de me relever en m'appuyant sur la grande boîte en carton qui avait servi à emballer le congélateur que mes enfants m'ont fait acheter. J'ai pu me redresser un peu… puis je suis retombée au fond de la boîte. J'étais désespérée. J'étais là, enfermée dans la cave, au fond d'une boîte en carton. L'aide-ménagère ne passerait que la semaine prochaine, mes enfants ne viendraient que le mois suivant et je n'espérais aucune visite.

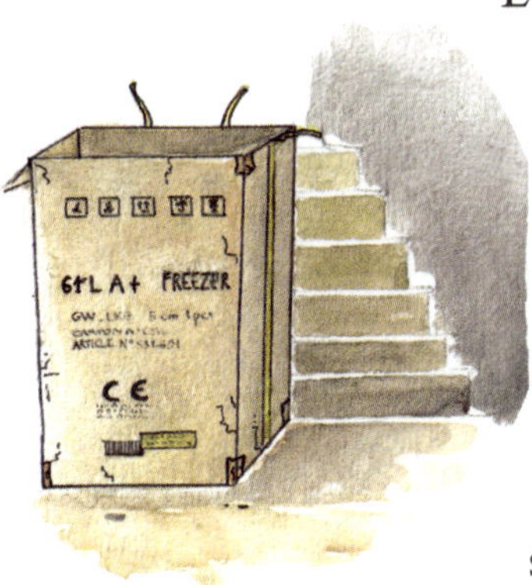

J'ai attendu quelques heures, mais j'ai senti que j'allais mourir de froid au fond de ma boîte. Heureusement, je me suis souvenue que j'avais autour du cou une télé-alarme. Alors j'ai sonné et les secours sont arrivés.

« Mais j'étais incapable d'accéder à l'interphone pour répondre et leur ouvrir. Du coup, ils ont enfoncé la porte et ont trouvé la maison vide. Forcément, j'étais dans la grande boîte en carton au fond de la cave, dont j'avais soigneusement fermé la porte.

« Alors j'ai sonné, sonné, sonné. J'entendais mes sauveteurs qui me cherchaient partout en vain ! Dans les armoires, dans les placards, dans les lits, sous les lits, sous les tables... Je sonnais, je sonnais... J'entendais les secouristes s'énerver de ne pas me trouver, je sonnais, je sonnais... Heureusement, l'un d'eux eut l'idée d'aller voir dans la cave. Et j'étais là, au fond de ma boîte... »

2. Permis de conduire, permis d'inhumer ?

Le choix

En consultation.

« Ah ! Monsieur et Madame Philippe ! Vous êtes venus jusqu'au cabinet médical ! Mais j'aurais pu me rendre chez vous. C'est peut-être votre fille qui vous a conduit ? Non ? C'est votre mari qui a pris le volant ? Vous savez bien qu'il ne doit plus conduire. Vous savez bien à quel point son cerveau est atteint.

« Madame, vous me dites que vous n'avez pas le choix parce que vous n'avez pas votre permis de conduire. Mais si, vous avez le choix ! Vous pouvez prendre un taxi, mais je peux aussi me rendre chez vous. Vous voyez, c'est simple. Mais comment fait-il pour se repérer dans les rues ? Non, Madame Philippe, ce n'est pas possible, vous ne pouvez pas le laisser conduire comme ça. Même en le guidant ! »

À domicile.

Le pilote d'avion de chasse

« Docteur, je suis un ancien pilote d'avion de chasse et j'ai bien roulé ma bosse. Je ne vois plus très bien, c'est vrai, mais je vise à chaque fois le milieu des rues et ça passe ! Faites-moi confiance, Docteur ! »

La première

« Docteur, pourriez-vous déposer l'ordonnance à la pharmacie ? Vous comprenez, j'ai très mal à l'épaule et je n'arrive plus à passer les vitesses. Alors, je dis à Josiane de les passer à ma place, mais vous savez comment elle est, ma Josiane, toujours un temps de retard, et très colérique. Alors je reste en première… On n'avance pas vite, le moteur hurle, et tout ça m'embête, car j'ai l'impression que les gens nous regardent… »

Alzheimer au volant

Le nouveau rond-point vient d'être inauguré. La maréchaussée n'en revient pas. Comment ce vieux monsieur a-t-il fait pour couper le lampadaire en deux ?

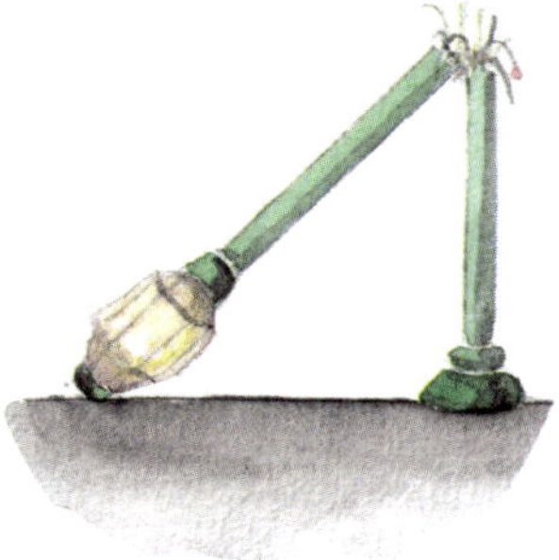

Sa femme, interrogée, explique. Son époux est atteint de la maladie d'Alzheimer, aussi conduit-il « sous sa dictée ». Elle lui indique les gestes à effectuer et le guide rue après rue.

Le permis de conduire est retiré et les clés de la voiture confisquées.

Debout dans la cuisine défraîchie, la fille de ce couple âgé me raconte à mi-voix cette nouvelle péripétie, la énième depuis l'aggravation de la maladie chez son père. Elle ne sait plus si elle doit en rire ou en pleurer. Elle en pleure.

Si ce n'est toi, c'est donc ton frère

« Docteur, vraiment, vous vous mêlez de ce qui ne vous regarde pas ! La préfecture m'a envoyé un courrier me disant "qu'il était souhaitable" que je ne conduise plus. Si ce ne sont pas mes enfants qui ont mouchardé, alors c'est vous ! D'ailleurs, le préfet ne m'interdit pas de conduire, il souhaite simplement que je ne conduise plus !

« Vous avez dépassé les bornes ! C'est décidé, je change de médecin ! »

La trahison

« Voilà, Docteur, j'ai honte… J'ai dénoncé ma mère. Vous comprenez, je suis fils unique, alors ma mère est tout pour moi. Au décès de mon père, il y a une dizaine d'années, elle n'a jamais voulu que l'on touche à ses affaires. Son bureau, ses documents, ses vêtements, ses outils, tout est en place encore aujourd'hui. Rien n'a changé. Et même sa voiture est restée dans le garage depuis dix ans.

« Or il y a quelque temps, je me suis rendu compte que le moteur était chaud, comme s'il venait de tourner. C'est honteux de ma part, mais j'ai commencé à avoir des doutes et à surveiller ma mère. Quelqu'un vient la voir et utilise la voiture, c'est certain… Peut-être même qu'*ils* vont se promener ensemble ?

« Alors, je l'ai surveillée et j'ai vu que c'était ma mère qui utilisait la voiture ! Je l'ai même suivie, et elle conduit plutôt bien. L'ennui, Docteur, c'est que ma mère n'a jamais passé le permis. La conduite, c'était la chasse gardée de mon père. Et le véhicule n'est plus assuré depuis son décès.

« Je suis allé le dire à la gendarmerie. Les gendarmes ont été remarquables. Ils se sont rendus au domicile de ma mère et lui ont confisqué les clés. Ils ne l'ont pas verbalisée, mais l'ont sommée de passer le permis, qu'elle a d'ailleurs eu du premier coup. On a assuré la voiture et on l'a lui a rendue. Depuis, ma mère m'en veut à mort. Elle ne veut plus me voir… »

3. La maladie de la mémoire

Que serait ma vie sans la tienne ?

Je sonne à la porte. J'attends. Je sonne à nouveau. J'attends. Je sonne plusieurs fois. J'attends. Et je l'entends se hâter de son pas claudicant. Mais les clés sont introuvables… Je l'entends s'énerver, grogner, peut-être même jurer. Il est pris de quintes de toux. Il reprend son souffle. Il réussit à ouvrir.

« Voilà, Docteur, c'est pour ma femme. Elle a la maladie d'Alzheimer depuis longtemps, mais son état s'aggrave. Jusqu'à présent, je m'en sortais grâce aux soins à domicile, mais voilà, ma femme n'a plus sa tête, elle devient agressive. Elle a griffé une aide-soignante et lui a arraché les cheveux en poussant des hurlements terrifiants. Elle a même cherché à l'étrangler.

« Le service des soins à domicile vient de me prévenir qu'il ne peut plus la prendre en charge. Il dit que je dois la faire entrer dans un service adapté.

« Docteur, je veux m'occuper de ma femme jusqu'au bout, à la maison. Même mes enfants se liguent contre moi. "Placement", "placement", "placement"… Tous n'ont que ce mot-là à la bouche. Mais moi, je ne veux pas. »

Il me conduit vers son épouse. Elle est installée dans un fauteuil, elle est calme. Je me penche vers elle, je lui parle et, là, elle attrape ma cravate et la tire avec une force inouïe. Elle finit par la lâcher pour mieux pouvoir m'arracher mes lunettes, puis elle se met à vociférer.

Le mari intervient. Il fredonne à son oreille, il la berce, il la caresse… Instantanément, elle se calme et s'apaise.

« Vous comprenez, Docteur, elle a besoin de moi. En plus, dans une institution, elle ne m'appartiendra plus, je serai dépossédé de ma bien-aimée. »

Finalement, le service de soins à domicile accepte de continuer la prise en charge pour un temps. Les enfants, de leur côté, s'activent et multiplient les démarches et les inscriptions dans des services adaptés.

Le vieux monsieur est épuisé. Il est à court d'arguments… Alors un jour, il prend des feuilles de papier, les colle bout à bout et fabrique ainsi une immense guirlande. Puis il dessine de grandes lettres, qu'il peint en rouge. Il s'applique, il y met tout son cœur. Il installe ensuite la guirlande géante sur les murs de leur chambre, comme une frise. Il a écrit : « *Que serait ma vie sans la tienne ?* »

Dès lors, plus personne ne parle de placement, ni les enfants ni les soignants. Quelque temps plus tard, le vieux monsieur meurt subitement. Son épouse est transférée dans un hôpital, où elle est décède huit jours plus tard.

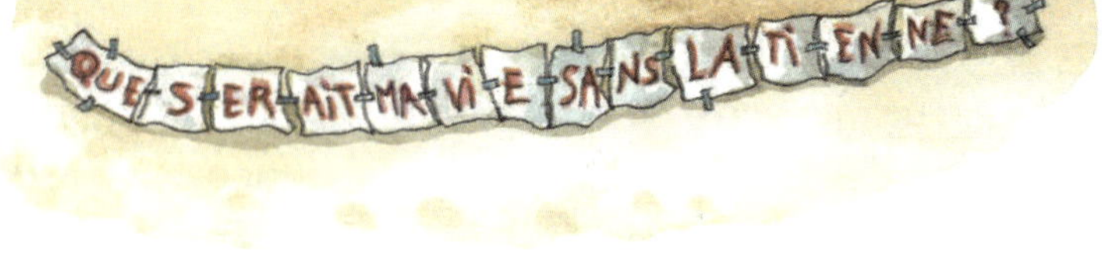

Madame Annick

Cela fait plus de quinze ans que Madame Annick a quitté notre ville pour un département voisin, mais elle n'a pas pour autant changé de médecin. Aussi, quand il le faut, elle fait la route pour venir à notre cabinet de Dinard. Elle vient de subir une lobectomie (on lui a enlevé le lobe d'un des poumons), il y a eu quelques complications fâcheuses, elle est tout juste rentrée à domicile. Le CHU m'a demandé de la suivre de près et m'a transmis les consignes.

Un jour, Madame Annick appelle le cabinet et demande une visite à domicile. Elle paraît si affectée, elle a tant de mal à parler que la secrétaire ne comprend pas son adresse. Elle la retrouve néanmoins dans un dossier du même nom. Je ne suis pas disponible, mais je m'organise. On décale des rendez-vous et je me mets en route.

J'arrive chez elle. Je sonne. Personne. Je re-sonne. Personne. J'insiste, je fais le tour de la maison, je vais dans le jardin, je vais voir les voisins... Personne ne sait. Je dépose un courrier puis rentre au cabinet en pestant.

Quelques heures plus tard, Madame Annick, de retour à son domicile, découvre avec étonnement ma lettre. Elle m'appelle et me dit qu'elle n'a pas demandé de visite. Et qu'elle était absente, car elle passait une radio de contrôle postopératoire à la demande du CHU.

L'appel mystérieux se renouvelle à plusieurs reprises. Et plusieurs fois encore, Madame Annick demande des visites à domicile. Mais manifestement, Madame Annick n'est pas la bonne Madame Annick.

Quelques semaines plus tard, une auxiliaire de vie se présente au cabinet médical. Elle s'indigne du fait qu'un médecin ne soit pas venu au domicile d'une personne âgée dont elle s'occupe malgré ses appels répétés. Alors, enfin, l'énigme est percée : la patiente qui formule des appels sous le nom de Madame Annick n'est pas Madame Annick. C'est une tout autre patiente que je connais sous un autre nom, celui de son mari défunt. Madame Annick est son nom de jeune fille. Seulement, voilà, sa maladie cérébrovasculaire évolue, son langage s'altère et, depuis quelques semaines, un tournant de sa maladie de la mémoire a été franchi. Elle a définitivement oublié son mari et le fait qu'elle ait été mariée. Elle ne sait plus son nom d'épouse non plus, celui que je connais.

Pour encore un peu de temps, il lui reste la mémoire de son nom d'avant, son nom de naissance, le même que la patiente récemment opérée du poumon. Pour un temps…

Amnésie

« Bonjour, Madame, avez-vous bien dormi ?

— Mais oui, ma petite, j'ai très bien dormi ! »

Elle regarde à droite, à gauche, s'inquiète :

« Où est mon mari ?

— Mais, vous le savez bien, je vous le dis tous les jours.

— Non, vous n'avez rien dit. Où est mon mari ?

— Madame… Votre mari est décédé il y a bien longtemps.

— Mon Dieu, c'est terrible, c'est terrible ! Appelez vite mes enfants ! C'est affreux ! »

Pleurs, cris et désespoir s'ensuivent.

Tous les matins, elle revit le moment où on lui a annoncé le décès de son mari il y a dix ans.

Règlements de compte

Pendant toute sa vie professionnelle, il a exercé de très hautes responsabilités. Il a tout dirigé de main de maître, y compris sa propre famille. Mais le temps a joué contre lui.

« Bonjour, Docteur ! Je vous amène mon mari. Depuis quelque temps, il va mal.

— Alors, Monsieur, comment vous sentez-vous ?

— Il est fatigué, je ne le reconnais plus, répond son épouse.

— Et vous, Monsieur, qu'en pensez-vous ?

— Dis au docteur que tu perds la mémoire.

— Je perds la mémoire… »

Le mari se tasse dans le fauteuil.

« Dis au docteur que l'autre jour, on avait rendez-vous chez le notaire et que tu devais m'y rejoindre, mais que tu n'as jamais pu trouver l'adresse de l'étude et que tu as loupé le rendez-vous.

— Je me suis perdu… »

Le mari s'enfonce dans le fauteuil.

« Dis au docteur que tu t'endors partout.

— Je m'endors souvent…

— Dis au docteur que tu as des problèmes urinaires avec des accidents fréquents.

— J'ai des problèmes urinaires… »

Le mari disparaît dans le fauteuil.

« Dis au docteur… »

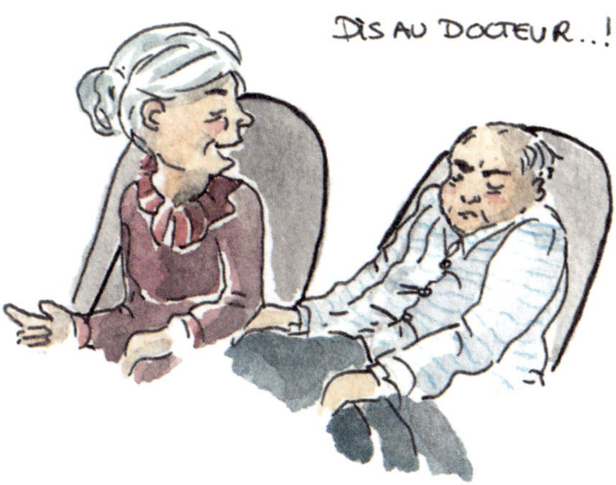

Le lapin chasseur

« *Faire revenir les morceaux de lapin dans la cocotte sur toutes ses faces. Hors feu, ajouter la farine, mélanger et remettre à cuire. Déglacer avec le vin blanc. Laisser cuire quelques minutes, puis ajouter le bouillon de volaille. Saler, poivrer, ajouter les lardons, l'oignon, les échalotes, et laisser mijoter à feu doux, couvert…* »

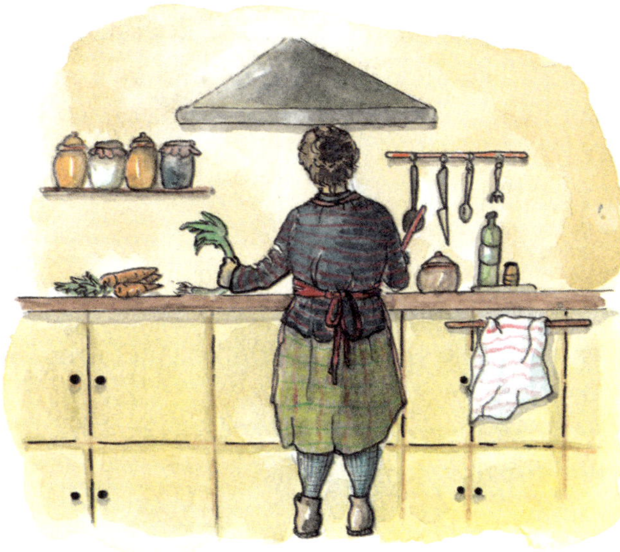

Tout en surveillant d'un œil inquiet son mari qui déambule sans but, le regard vague, elle lit la recette avec soin. Elle va inviter deux couples d'amis fidèles et leur préparer un « lapin chasseur ». Alors, elle s'applique et suit la recette à la lettre. Elle revit. Elle en oublie pour un temps tous les soucis qui l'accablent.

Depuis que son mari présente cette « sale » maladie, sa vie a basculé. Elle n'a pas de répit. Elle surveille tout, elle anticipe tout, elle compense tout et surtout, elle ne peut plus sortir, elle qui a tant besoin de liberté. Si elle sort, c'est furtivement, le temps d'une course éclair, puis elle se hâte de rentrer car elle sait que son mari va la chercher partout. Elle a beau lui dire qu'elle s'absente juste dix minutes, il ne retient plus rien, il s'angoisse et devient très agité…

Heureusement, de temps à autre, ses enfants viennent garder leur père pendant une journée et elle peut s'évader quelques heures. Alors, elle va à la chasse. Depuis sa petite enfance, elle a toujours beaucoup chassé avec son père, puis ses frères.

Aujourd'hui, la chasse a été bonne. Elle a ramené deux lapins de garenne. C'est pour cela qu'elle prépare un « lapin chasseur ». Elle cuisine avec ardeur et se surprend même à chantonner. Ça faisait bien longtemps…

Voilà. Le lapin mijote dans la cocotte, et tout est prêt. Il ne lui reste plus qu'à aller se pomponner avant l'arrivée des convives… Son mari est calme et déambule sagement. Les invités arrivent, on s'installe. Elle apporte fièrement la cocotte et l'ouvre. Elle est vide ! Plus de lapin chasseur, ni même de sauce ! Juste quelques échalotes brûlées restées collées sur les parois !

Pendant qu'elle se pomponnait, son mari a englouti tout le dîner. Il est atteint d'une démence fronto-temporale, qui entraîne une désinhibition provoquant des troubles du comportement, notamment un appétit insatiable.

ÉPILOGUE

1. La relève

Voilà relatées quelques histoires parmi tant d'autres. À leur relecture, je réalise à quel point j'ai aimé cette fonction de généraliste polyvalent – médecin de famille, confident, compagnon de route – et à quel point je me suis attaché à mes patients. D'ailleurs, durant les dernières années de ma vie professionnelle, j'ai ressenti le besoin de transmettre le savoir-faire que j'avais acquis. Je suis devenu « maître de stage ».

Maître de stage

Pour pouvoir accueillir et former des internes en huitième année de médecine, il faut obtenir la qualification de « MSU Ambulatoire » (Maître de Stage Universitaire Ambulatoire), ce qui nécessite deux journées de formation.

Me voilà parti pour le stage ! Une trentaine de stagiaires candidats à la compétence de « MSU Ambulatoire » est réunie de bon matin et nous sommes accueillis par un exposé de bienvenue.

Chacun se présente, puis l'on fait une pause autour d'un premier petit café. On parle beaucoup, cela prend un certain temps et l'on repart en réunion. Là, le programme de la formation est énoncé et on attaque le sujet du premier matin : « *Comment se comporter avec les internes ? Est-il préférable de les vouvoyer ou de les tutoyer ?* »

Pour répondre à ces questions, il est décidé de travailler en petits groupes. Au préalable, on va prendre un deuxième petit café. La matinée est déjà bien avancée, donc on repart travailler fébrilement. Mais d'abord, on doit désigner un rapporteur pour chaque petit groupe. On débat, chacun y va de son ressenti. Les petits groupes se réunissent, les rapporteurs rapportent, et l'on fait une nouvelle pause avec un nouveau petit café avant la synthèse.

La sentence tombe : « *Chaque médecin se comportera avec les internes selon son expérience, et le choix entre le tutoiement et le vouvoiement sera laissé à sa libre appréciation.* »

Puis la formation se poursuit pendant deux jours comme elle a commencé, cahin-caha. Enfin, nous voilà « MSU Ambulatoires » après ces deux jours un peu surréalistes !

« Mes » internes en médecine

Alors, je les ai vus ! J'ai vu successivement, de semestre en semestre, une quinzaine d'internes en médecine, le téléphone à la main, tous connectés aux applications d'aide au diagnostic et au traitement. J'en ai été très étonné.

Mais ce qui m'a le plus surpris, c'est que ces jeunes médecins hyperconnectés n'en demeuraient pas moins efficaces, rigoureux, dévoués, généreux, et capables d'écouter avec bienveillance. J'ai réalisé combien le temps avait passé et que nous n'avions pas à regretter notre époque.

Un jour de printemps 2021

Elle salue discrètement les quelques personnes qui attendent, s'installe et, comme eux, patiente. Son tour vient.

« Bonjour, Monsieur. J'ai entendu dire que vous cherchiez un successeur. Je suis médecin généraliste en région parisienne et je souhaite m'installer dans votre ville. »

C'est ainsi que s'est terminée ma carrière de médecin généraliste. Pour autant, ma vie ne s'est point arrêtée le 10 septembre 2021, jour de mon départ en retraite. Loin de là.

2. Une nouvelle vie

C'est au moment où s'organisait la fin de ma carrière que mon propre fils terminait son internat en médecine générale. La troisième génération de médecin de notre famille entre en piste ! Comme les technologies ont beaucoup évolué, il est bien plus porté que moi sur l'aspect technique et scientifique de la médecine, mais sur le fond, sur l'aspect humain de notre pratique, nous nous rejoignons complètement.

Je me plais à l'écouter me raconter ses premières consultations. Je crois m'entendre ! Et ce n'est pas terminé : une quatrième génération de médecin se profile…

*

Les propos de mon père me reviennent sans cesse à l'esprit. Il fut médecin généraliste à la campagne dans les années 1950-1980, corvéable à merci nuit et jour, 335 jours sur 365. Je l'entends se lamenter sur ma génération de médecin, « toujours en vacances », « toujours fatiguée », « jamais contente de son sort »... Je savais que, derrière ces propos aigres se cachait une immense fierté. Et je suis gagné, à mon tour, par la même fierté…

*

Ce qui me surprend le plus, dans ma nouvelle vie, c'est la disponibilité. Auparavant, tout ce que l'on me proposait – sorties, loisirs, spectacles, convivialité, voyages – était de trop et me fatiguait par avance, tant mon emploi du temps était chargé et contrasté, nécessitant une constante adaptation. Aujourd'hui, j'accepte tout.

Même si j'éprouve toujours le besoin d'avoir un rythme, une cadence, je ne cours plus. J'ai enfin du temps. Je suis là !

Je peux être attentif à mes nombreux petits-enfants que je vois, eux, grandir.

Et je retrouve les émotions de ma jeunesse. Je vis à la campagne. Je cours les bois derrière mes chiens. Je contemple le monde fascinant des abeilles, mes « mouches à sucre », et je m'occupe de mes quinze ruches.

C'est un véritable retour aux sources, qui me rend pleinement heureux, heureux comme je l'ai presque toujours été pendant ces quarante et une années passées auprès de mes patients, que je remercie aujourd'hui.

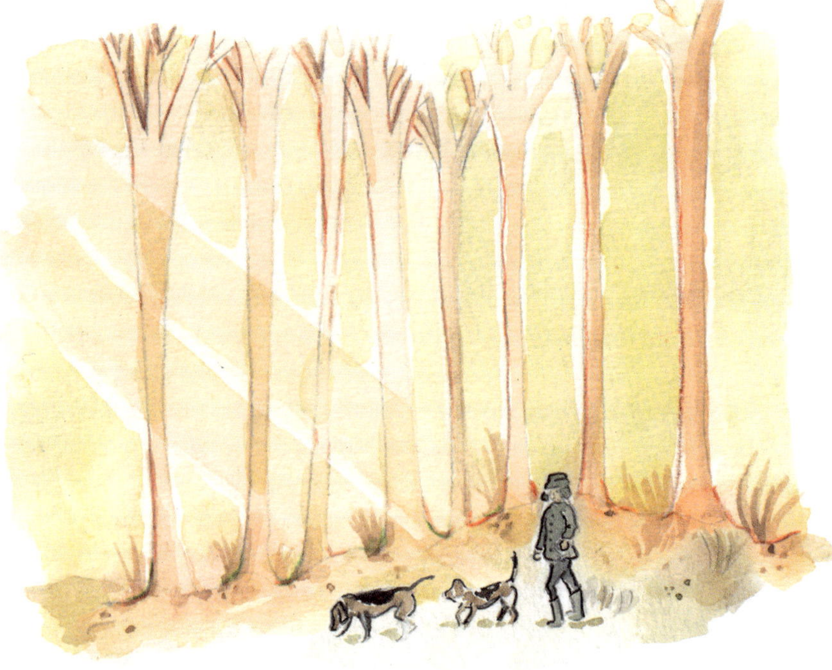